QUANDO A ALMA CANSA, DEUS SUSTENTA

CARO(A) LEITOR(A),

Queremos saber sua opinião sobre nossos livros.
Após a leitura, siga-nos no
linkedin.com/company/editora-gente,
no TikTok **@editoragente**
e no Instagram **@editoragente**,
e visite-nos no site
www.editoragente.com.br.
Cadastre-se e contribua com sugestões, críticas ou elogios.

TALITA VASCONCELOS

Prefácio de Camila Saraiva Vieira

QUANDO A ALMA CANSA, DEUS SUSTENTA

Uma jornada de cura para as feridas da alma

Gente
AUTORIDADE

Diretora
Rosely Boschini

Gerente Editorial Sênior
Rosângela de Araujo Pinheiro Barbosa

Editora Pleno
Rafaella Carrilho

Assistente Editorial
Mariá Moritz Tomazoni

Produção Gráfica
Leandro Kulaif

Edição de Texto
Gabrielle Carvalho

Preparação
Marina Montrezol

Capa
Vanessa Marine

Projeto Gráfico
Marcia Matos

Adaptação e Diagramação
Vivian Oliveira

Revisão
Bianca Maria Moreira
Vero Verbo

Impressão
Assahi

Caro(a) leitor(a), os versículos bíblicos contidos no livro sem indicação de referência de versão foram atualizados segundo a Nova Versão Internacional (NVI), que pode ser acessada pelo link: **www.bibliaonline.com.br/nvi/index**. Para os trechos que não seguem a NVI, especificamos a versão utilizada logo após o texto correspondente.

Copyright © 2025 by Talita Vasconcelos
Todos os direitos desta edição
são reservados à Editora Gente.
R. Dep. Lacerda Franco, 300 - Pinheiros
São Paulo, SP – CEP 05418-000
Telefone: (11) 3670-2500
Site: www.editoragente.com.br
E-mail: gente@editoragente.com.br

Dados Internacionais de Catalogação na Publicação (CIP)
Angélica Ilacqua CRB-8/7057

Vasconcelos, Talita
    Quando a alma cansa, Deus sustenta : uma jornada de cura para as feridas
da alma / Talita Vasconcelos. - São Paulo : Autoridade, 2025.
    192 p.

Bibliografia
ISBN 978-65-6107-046-1

1. Desenvolvimento pessoal 2. Espiritualidade I. Título

25-0475	CDD 158.1

Índices para catálogo sistemático:
1. Desenvolvimento pessoal

Nota da Publisher

Quando a alma cansa, Deus sustenta nasce da necessidade de responder às dores mais profundas que carregamos, muitas vezes em silêncio. Neste livro, Talita Vasconcelos, pastora, empresária e uma mulher que já caminhou pelos vales mais escuros da vida, compartilha sua história de superação e convida você a começar sua própria jornada de restauração e transformação.

Com sensibilidade e muita coragem, Talita abre o coração para mostrar que é possível ressignificar as feridas do passado e reencontrar o propósito que Deus planejou para sua vida. Este livro não é apenas um relato de uma mulher que encontrou a cura, mas um mapa para você trilhar o mesmo caminho. Você será levada a revisitar sua história com novos olhos, a deixar para trás os pesos emocionais que a paralisam e a descobrir que sua identidade em Deus é mais forte do que qualquer dor.

Você não está sozinha e, aqui, verá que existe uma nova vida possível, repleta de liberdade, plenitude e paz. Deus não se esqueceu de você. Ele deseja curar suas feridas, restaurar sua identidade e abrir portas para um futuro que você pode abraçar com esperança.

Aceite este convite para caminhar em direção à mulher que Deus a criou para ser. Sua história não precisa ser definida pelas dores que viveu. Acredite: um novo começo está ao seu alcance.

ROSELY BOSCHINI
CEO e Publisher da Editora Gente

Dedico este livro ao autor e consumador da minha fé,
Aquele que me escolheu e me encontrou,
que mudou a minha história e
me transformou em uma nova criatura.

Dedico à minha mãe,
minha companheira de jornada,
que não desistiu de mim e encontrou
nas promessas que Deus fez ao meu respeito
um motivo para continuar;
ela é minha inspiração de força e do que é ser
uma mulher temente a Deus e cheia de fé.

Dedico ao meu marido;
ele é o chão firme que Deus me deu
para que a nossa história fosse construída,
e me ensina todos os dias o que é o amor de um pai.

Dedico ao meu pai,
que, mesmo com todas as suas dores e lutas,
tentou dar o seu melhor,
foi um grande professor e forjou em mim
ensinamentos poderosos.

Agradecimentos

Agradeço a Deus, por ter me escolhido como uma voz que declara para essa geração os Seus feitos. Ele mudou minha história e, mesmo eu não merecendo, me deu uma vida plena Nele, me tornou o que sou e me deu o que tenho de maior valor: minha família.

Agradeço à minha mãe, por ter acreditado em meu ministério, mesmo quando eu ainda estava em seu ventre. Agradeço ao meu esposo, por não me deixar desistir, por ser aquele que impulsiona o meu chamado e não me deixa perder o foco daquilo que realmente importa.

Aos meus filhos, que mesmo com pouca idade precisaram compreender a importância do chamado de Deus na minha vida e são uma força que me impulsiona a avançar e construir um legado do qual eles possam se orgulhar. À minha irmã, presente que Deus me deu, que viveu comigo boa parte dos anos mais difíceis e que nunca deixou de carregar sua doçura nem de ser minha amiga.

Agradeço aos meus bispos, Fabrício e Raquel, que enxergaram em mim algo que muitas vezes eu não era capaz de enxergar e que sempre me inspiram. Aos amigos André Vitor, Klebson e Viviane, e a todos que de alguma forma contribuíram, direta ou indiretamente, para que este livro fosse escrito e para que eu continuasse avançando no propósito de Deus.

Sumário

13
Prefácio

17
Introdução

24
Conheça seu Golias

30
Tome seu lugar à mesa de Deus

40
Descubra sua Samaria e abandone seu cântaro

50
Ferida sarada, identidade restaurada

60
Paternidade de Deus

78
Acessando os lugares escuros

94
Perdão

114
Um novo olhar

134
Encontrando o propósito

152
Uma visão do futuro

170
Tempo de mudança

180
Você é o milagre

189
Nota final

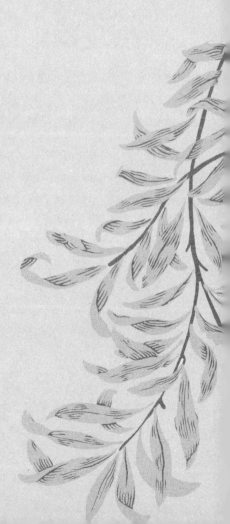

Prefácio

Em algum momento da sua jornada, tenho certeza de que você já se sentiu cansada, perdida e sem direção. Muitas vezes carregamos feridas que parecem não cicatrizar, mágoas que nos impedem de avançar e medos que nos paralisam. Em meio a essas lutas, é comum nos questionarmos: *Há uma saída? Será que existe esperança?* Saiba disto: quando a alma se cansa, Deus nos sustenta! Ele é o refúgio seguro, Aquele que enxuga cada lágrima e fortalece nosso coração para continuar.

Estar com este livro em mãos não é um mero acaso. O Senhor, em Sua infinita sabedoria e amor, guiou você até aqui. Cada página que está prestes a ler foi cuidadosamente preparada para tocar o seu coração, acender a esperança e revelar o propósito que Deus tem para a sua vida. Nada acontece sem um motivo, e creio que esta leitura será um divisor de águas em sua caminhada. Declaro que este será um tempo de cura profunda, de restauração completa e de reencontro com a sua verdadeira identidade em Cristo.

Minha amiga querida, a pastora Talita Vasconcelos, escreveu estas palavras com o coração aberto e transbordando de amor. Além de autora, ela é uma mulher, mãe e esposa que experimentou a fidelidade de Deus em meio às dores e aos desafios da vida. Seu testemunho é um reflexo vivo do que a graça transformadora do Senhor pode fazer. Ela não fala de um lugar teórico ou distante, mas de uma experiência real e profunda com o Pai.

Talita convida você a se abrir por completo e a permitir que Deus alcance as áreas mais sensíveis da sua alma, encontrando forças para vencer as lutas internas que muitas vezes tentamos esconder. O Senhor não apenas conhece a sua dor mas também o poder de transformá-la em um testemunho poderoso de Sua glória. A dor não é o fim da sua história; ela indica o início de um novo tempo, em que Deus manifestará Sua restauração e propósito em sua vida.

Este livro é um convite para uma jornada de cura e mudança. Aqui, você será encorajada a olhar para a sua história com a esperança de que Deus pode restaurar todas as coisas. A Palavra nos assegura que "O Senhor está perto dos que têm o coração quebrantado e salva os de espírito abatido" (Sl 34:18). O amor de Deus é capaz de refazer tudo aquilo que parecia destruído e de trazer plenitude onde antes havia vazio.

Ao longo das próximas páginas, você será guiada a identificar as raízes das suas dores emocionais, romper com padrões destrutivos que têm limitado seu crescimento e, acima de tudo, construir um relacionamento profundo e genuíno com o Pai. Ele é a fonte inesgotável de amor, paz e restauração. O que antes era ferida, Ele transformará em testemunho. O que antes era dor, Ele usará como propósito para impactar vidas ao seu redor. O que parecia ser um fim, Deus tornará um recomeço glorioso.

Prepare o seu coração, pois este livro é um instrumento de Deus para trazer luz às áreas mais escuras da sua alma. Permitindo que o Espírito Santo atue em você, trazendo cura, direção e renovação. Deus preparou algo maior do que você pode imaginar! Ele quer restaurar seus sonhos, curar suas feridas e revelar o Seu plano perfeito para sua vida. Não permita que o medo ou as dúvidas impeçam você de viver tudo o que Ele tem reservado. Deus sempre trabalha para o bem daqueles que O amam e são chamados segundo o Seu propósito (Rm 8:28).

Que esta leitura seja um marco em sua jornada. Que você possa experimentar o amor incondicional de Deus e a verdade libertadora de Sua Palavra. Que, ao virar cada página, você sinta a presença do Pai, conduzindo-a a um novo nível de intimidade, força e fé. Abra seu coração para o novo que o Senhor quer fazer em sua vida.

Bem-vindo à sua nova história!

CAMILA SARAIVA VIEIRA
Empresária, palestrante e autora best-seller

"Cada página que você está prestes a ler foi cuidadosamente preparada para tocar o seu coração, acender a esperança e revelar o propósito que Deus tem para a sua vida."

Camila Saraiva Vieira

Introdução

No mundo atual, vemos muitas mulheres desempenhando diversos papéis na sociedade: são mães, esposas, profissionais, filhas, amigas; fazem tudo isso com muita excelência, mas quem de fato elas são? O que as define? Como elas se enxergam ou se sentem?

Você mesma, leitora, o que vê quando se olha no espelho? Que emoções estão guardadas em seu coração, que mais parecem um grito preso na garganta? Você compara sua realidade com as que vê nas redes sociais, que sempre parecem tão perfeitas?

Uma vida emocional frustrada, relacionamentos nada saudáveis, repetição de padrões familiares nocivos, rejeição, medo, insegurança... Quantos temores, tristezas e frustrações acompanharam você até aqui? Quantas vezes você fingiu que nada disso estava ali, permitindo-se caminhar com essas emoções por não ter a opção de parar?

Quando a vida se torna pesada demais, o que fazer? Será que é possível que ela se torne leve, que consigamos *viver*, e não apenas *sobreviver*? Eu digo que sim, é possível REVIVER. Existe uma vida plena e abundante, na qual você é feliz por ser quem é, consegue perceber a beleza que carrega dentro de si, sente-se amada e completa. É totalmente possível ter uma nova história, ou reescrever a sua, vivendo o projeto original de Deus para você.

Nesta jornada da vida, como mulher, pastora e empresária, conheci muitas histórias que tocaram o meu coração e me fizeram enxergar como é possível ir além, sair das prisões da dor e ser livre para voar. Conheci mulheres que sofreram diversos tipos de abuso na infância, que experienciaram o abandono e desenvolveram traumas profundos, principalmente quando crianças. Sem que percebessem, elas foram levando a vida apenas sobrevivendo, como se uma parte delas tivesse ficado naquele lugar do passado.

O que mais me impressiona nessas histórias é que, primeiro: existe sempre a oportunidade de ressignificá-las; e segundo: boa parte dessas mulheres nunca percebeu que seus problemas de hoje têm raízes muito mais profundas.

O mais assustador disso tudo é que não se trata de um problema que afeta apenas a esfera individual, mas a sociedade como um todo. Pessoas feridas que não sararam acabam ferindo outros, inclusive aqueles que amam. Por isso é tão comum ver gerações repetindo um mesmo padrão emocional e estrutural, de novo e de novo. Contudo, basta uma quebra de paradigma, uma escolha consciente de mudar determinado padrão, e a história das futuras gerações pode ser diferente.

Em Deus, sua ferida pode sarar e sua identidade pode ser restaurada. Com Ele, é possível ressignificar seu passado e escrever uma nova história. Viver esta jornada pode ser desafiador, mas é recompensador. Nela, você vai encontrar a si mesma, descobrir quem de fato você é, encontrar seu propósito de vida e, acima de tudo, ser feliz, inteira, completa.

Este livro é um convite para uma jornada de restauração, uma estrada pela qual caminhei para experimentar a cura de feridas profundas e por meio da qual pude ser livre para viver uma nova vida. Nesses anos em que acompanhei tantas mulheres, tenho caminhado com muitas delas ao longo do percurso e posso, com convicção, afirmar que todas aquelas que se permitiram viver esse processo passaram por uma linda metamorfose.

Foi esse, inclusive, o meu próprio caso. Minha história de vida não começou da melhor forma. Vendo de fora, eu era uma criança comum, que adorava brincar, muito falante; mas nem todos poderiam imaginar a situação que eu vivia dentro do lar. Uma família completamente disfuncional, com um pai alcoólatra e violento, e uma mãe atemorizada, sem forças para sair de casa. Tanto eu quanto ela estávamos presas em nossa dura realidade.

Das poucas lembranças que tenho da infância, algo de que sempre me recordo é que todo final de tarde eu me escondia debaixo da cama, porque sabia que meu pai chegaria embriagado e haveria muitos gritos; depois que minha mãe estivesse caída no chão de tanto apanhar, meu pai se trancaria no quarto, e só então eu poderia sair daquele esconderijo e ajudar minha mãe a se levantar. Eram momentos em que eu precisava encontrar segurança e amor, mas tinha de assumir a maturidade de um adulto para ajudar quem mais necessitava naquele momento.

18 Quando a alma cansa, Deus sustenta

Eu também me lembro de muitos momentos de desespero e pavor, cenas que ficaram profundamente marcadas em minha memória. Meu pai, apesar de não deixar faltar comida em casa, deixava faltar o mais importante: amor e respeito.

Na minha adolescência, os desafios mudaram; meu pai não agredia mais a minha mãe fisicamente, mas agredia verbalmente a ela e a mim. Além do vício em bebida, surgiu o vício em remédios, o que resultava em uma mistura explosiva. Passei a adolescência apavorada e dormia todas as noites com minha mãe, pois tinha medo de que meu pai a matasse. Quando estava tudo calmo, bastava uma palavra errada, e a guerra começava outra vez. Esse era o ambiente em que eu vivia: hostil, pavoroso, amedrontador.

Quando completei 18 anos, decidi, com minha mãe e minha irmã, fugir de casa. Fomos para a casa dos meus avós em outro estado. Contudo, dois meses depois, recebemos uma ligação dizendo que meu pai havia tentado suicídio e estava internado em um manicômio. No momento, aquilo me pareceu mais um capítulo assustador da minha história; porém, era o início de grandes mudanças.

Quando entrei naquele lugar, pude ver meu pai sóbrio pela primeira vez depois de muitos anos. Após uma longa conversa em que ele se comprometeu a mudar, eu autorizei a saída dele dali, e fomos para casa. Foi ali que tudo começou, de fato, a se modificar.

Apesar de não acreditarmos que a mudança perduraria, ela durou até o dia que ele morreu, cerca de oito anos depois. Eu pude ver meu pai se tornar uma nova pessoa. Ele teve algumas recaídas, mas sua essência estava transformada.

Nesse período, conheci o homem com quem me casaria dali a alguns anos. Começamos a nossa história, só que eu não imaginava que, apesar de conhecer Jesus e de ter um relacionamento com Ele, isso não era o suficiente para que eu fosse feliz. O sonho que eu tinha de me casar estava realizado. O desafio agora seria me manter casada e viver um matrimônio pleno – essa era outra história.

Eu precisava curar minhas emoções, pois a minha referência de casamento, de paternidade e de equilíbrio era completamente desajustada. Meu casamento estava fadado ao fracasso, pois eu não me sentia amada. Eu me sentia insegura, queria assumir o lugar de marido da relação. Estava tudo fora do lugar, e não porque meu marido fizesse algo que manifestasse isso, mas porque meu padrão emocional era o de me sentir rejeitada. O problema não era ele, era meu emocional todo quebrado.

Eu não era capaz de enxergar a força e as qualidades que tinha. Sentia que as pessoas estavam fazendo um favor em ser minhas amigas, que eu não era amada. Era incapaz de dizer "não", mesmo quando deveria. Não conseguia perceber que a rejeição que eu havia sentido na infância vinha me acompanhando em toda a minha trajetória. Sequer conseguia sonhar com o futuro, pois sentia medo da frustração. Eu era uma vítima da minha própria história, presa nesse lugar de dor, sem conseguir ir a lugar nenhum.

E se você também está nessa posição, perguntando-se se é mesmo possível mudar sua história, moldar um novo futuro: eu lhe asseguro que sim. Há muitas mulheres que viveram traumas semelhantes ao meu, mulheres que foram marcadas pela dor e impedidas de serem felizes. Elas podem não saber ainda, mas sempre há a possibilidade de viver o NOVO.

Foi a partir dessa visão que tive a oportunidade de viver uma nova história. Vi a transformação chegar à minha casa. Eu não imaginava que, depois de meu pai ter partido em 2016, Deus se revelaria a mim com O Pai. Após essa perda, comecei uma jornada de busca Nele e fui marcada por momentos poderosos de transformação. Vivi um processo de restauração profundo, que durou alguns anos. Deus sarou minha ferida, e, no lugar da dor, trago uma cicatriz para lembrar tudo que vivi e ajudar outras pessoas a passarem pela mesma mudança.

Hoje tenho um casamento feliz e pleno; agora me sinto amada, cuidada e segura, porque o problema não estava no meu esposo, como eu pensava e acusava, mas no reflexo das minhas dores e na tendência a repetir os erros que vi meus pais cometerem; afinal, aquela realidade me era familiar, por mais que não fosse boa, e aquilo que é conhecido gera segurança. Eu costumava cobrar que meus filhos e meu marido verbalizassem que me amavam o tempo todo, porque eu tinha necessidade de me sentir amada. Hoje não preciso cobrar nem ouvir para saber e sentir o quanto sou amada. Claro, eles dizem, e é sempre bom ouvir, mas deixou de ser uma necessidade minha.

Além disso, através da minha jornada ressignifiquei o relacionamento com meus filhos, o qual mudou completamente. A maternidade, que vinha

20 Quando a alma cansa, Deus sustenta

sendo um peso para mim, mesmo amando tanto meus filhos, passou a ser algo leve.

Eu me encontrei. Agora, sei quem sou e para o que Deus me chamou. Vivo meu propósito em todos os lugares a que vou e tenho visto vidas sendo transformadas a partir desse relacionamento com o Pai, graças a tudo que Ele fez em minha vida. Às vezes, penso em como seria mais fácil para a menininha de 4 anos suportar tamanho fardo se ela pudesse imaginar tudo que viveria no futuro.

Fui capaz de ressignificar minha dor e dela tirar um propósito de vida. Eu desejava compartilhar com todos a mesma cura que recebi e a vida plena que encontrei. Tudo em mim e à minha volta se transformou. E, à medida que meu relacionamento com Deus mudou, entendi que a minha referência de pai terreno não refletia a paternidade Dele. Encontrei em Deus um bom pai, que me ama, me aceita do jeito que sou e me criou para um propósito.

Contudo, este livro não é sobre a minha história, mas sobre como Deus pode mudar a SUA. Compartilho um pouco do que vivi para que você saiba que eu já senti sua dor, suas dúvidas, seus medos; para que entenda que se trata de o que Ele pode fazer em você e através de você, desde que Ele tenha a sua permissão e livre acesso ao seu coração, e que você permita que Ele a cure.

Assim, você conseguirá sair desse lugar de tristeza, dor, feridas, rejeição e disfunção emocional. Você poderá dar um novo significado a tudo isso, olhar para suas circunstâncias de modo diferente, com a consciência de tudo que viveu, mas sem mais reviver todo aquele sofrimento. Poderá saber o que Deus pensa a seu respeito e ser capaz de concordar com Ele, pois conseguirá se enxergar com a visão de quem tem o coração curado. Você conseguirá levantar a âncora que agora a está puxando para baixo e a impedindo de avançar. Avançar para onde? Para uma vida plena, na qual você, em Deus, se sente completa.

Quero lhe fazer um convite: imagine que está dentro de um carro parado, ao volante. Ao seu lado, como copilota, estou eu, apresentando as coordenadas desse trajeto por onde já passei e por onde já ajudei outros a passar. Ainda mais importante do que isso, Deus, o nosso Pai, deseja estar conosco na jornada. Mas para isso você precisa ligar o carro, assumir o volante e a

Introdução **21**

direção. Ninguém pode fazer isso em seu lugar, porém você não estará sozinha. Vamos ajudá-la durante todo o caminho, apontar cada parada, cada desafio da estrada, os lugares onde vai abastecer e descansar. Contudo, a decisão de dar ouvidos a mim e ao Pai, de seguir essas coordenadas, é toda sua.

Há alguns anos, quando não tínhamos o GPS, precisávamos de um mapa enorme para traçar nosso trajeto até determinado lugar. Nesta viagem à felicidade, este livro será um mapa; aqui aprenderemos princípios e lições para nossa vida de maneira prática. Aprenderemos com histórias de homens e mulheres que, de alguma forma, viveram situações parecidas e como eles foram capazes de vencer os desafios impostos.

Antes de tudo, o mais importante é convidar Deus para estar com você. Permita que Ele se apresente a você como seu Pai, receba-O como tal. Somente a partir desse lugar de amor somos capazes de enfrentar os desafios dessa jornada e celebrar as vitórias que ela nos traz.

Vamos juntos (você, o Pai e eu) passar pelo vale de nossa história, por aqueles quartos escuros e fechados de nosso passado, revisitar dores e marcas, para que você saiba o que realmente tem feito você se sentir prisioneira. Vamos resolver tudo isso. Você não pode mudar o passado, mas pode mudar a maneira como o enxerga.

Já adianto que, para isso, precisaremos beber do rio do perdão, um lugar que nem todos querem visitar, porque o acesso é difícil. Entretanto, apenas quando você beber dessas águas será capaz de se curar. O perdão é como um remédio amargo; não é fácil provar, mas é necessário para sarar.

Sua trajetória não será, contudo, de todo amarga. Uma vez transpostas as partes mais esburacadas da estrada, a jornada ficará mais fácil, até chegarmos, por fim, a um lindo castelo, cheio de espelhos, nos quais você poderá enxergar quem realmente é e toda beleza que carrega dentro de si. Então, poderá criar para si uma nova realidade e perceberá que é a rainha dali.

Nesse caminho, você vai descobrir que seu propósito de vida está muito mais ligado à dor experienciada do que pode imaginar. Perceberá que a sua ferida sarada será testemunho e ajudará outros a viver a mesma transformação que você.

Desejei compartilhar com você de maneira lúdica toda a jornada que vamos percorrer juntas, para que você saiba exatamente de onde está saindo e aonde vai chegar. Se você hoje vive aquém do que gostaria, sabe que existe algo mais e deseja fazer alguma coisa para mudar sua realidade; proponho então que comece agora a reescrever o passado, viver o presente e recriar o futuro.

Hoje você é uma sobrevivente, mas não foi para isso que Deus a criou. Ele deseja que seja protagonista da linda história que Ele está escrevendo para você. Você não será mais conhecida por si mesma e pelos outros como alguém que foi rejeitado, como alguém que não foi ou não é amado. Não precisará mais silenciar a dor que mora em seu peito, pois existe cura para toda ferida, e há uma nova identidade sendo entregue a você pelo próprio Deus, o seu criador.

Seu futuro está pedindo passagem, algo lindo está prestes a surgir: uma nova versão de você que acredita na grandiosidade daquilo que carrega dentro de si. Você será inteira, completa, restaurada e ficará pronta para viver uma nova história.

Sei que, se chegou até aqui, é porque está pronta para iniciar esta jornada de redenção e reconstrução. Sendo assim, quero lhe fazer um pedido: assuma um compromisso com Deus de que seguirá esta jornada até o fim. A partir de hoje, surge uma mulher determinada a mudar a própria história.

Vamos orar?

Oração

Deus, eu O convido para viver esta jornada comigo. Desejo receber a revelação do bom Pai que o Senhor é. Recebo o Seu amor, que tem o poder de transformar a minha história. O Senhor conhece meu passado, meu presente e meu futuro e sabe o que é melhor para mim. O Senhor me ajuda neste caminho. Eu quero ser curada, restaurada e transformada. Sei que os Seus planos ao meu respeito são de paz e quero viver a história que o Senhor escreveu para mim.

Não serei mais alguém pela metade, mas em Ti encontrarei quem realmente sou. Ainda que não entenda os porquês de tudo que vivi, sei que a minha dor pode ser a resposta para o meu propósito. Ajude-me a viver a plenitude de tudo que o Senhor tem para mim.

01

Conheça seu Golias

omo é difícil carregar dores silenciosas, ter um sorriso no rosto, mas por dentro um coração completamente quebrado! Conviver com a dor da rejeição, do medo, da insegurança, de não se encontrar em si mesma, não se aceitar e não se sentir aceita pelos outros. Levar uma vida abaixo das próprias expectativas. Quem olha para você nem imagina quanta dor você carrega, quão difícil foi a sua história e como tem sido duro viver sua vida.

Por muitos anos, eu vivi isso. Meu coração era cheio de feridas, eu me sentia rejeitada e não conseguia sequer imaginar o potencial que trazia em mim, pois minhas dores gritavam mais alto. E só quem vive a dor da rejeição sabe o peso que ela tem.

Precisamos, porém, nos livrar desse pesado fardo que trazemos. Toda essa dor nos atrasa e nubla nossa visão de mundo, fazendo com que não consigamos manter um relacionamento saudável nem conosco, nem com os outros. Repetimos inconscientemente os padrões vividos na infância, que fomos aprendendo ao longo da vida. Então, se não fomos expostas desde cedo a gentilezas e relacionamentos saudáveis, precisamos aprender a agir de maneira consciente para termos isso em nossas vidas.

Essas dores podem se manifestar em diversas áreas da vida, com "sintomas" e consequências diversos. É como a raiz de uma árvore que não está saudável e, de maneira silenciosa, pode trazer sérios problemas e prejuízos se não for tratada. Somos cercadas de pessoas, e nossa vida é uma rede de relacionamentos, seja consigo mesma, seja com o cônjuge, os pais, os filhos, os amigos, os colegas de trabalho, a liderança, e todo esse emaranhado de conexões pode ser extremamente prejudicado se as suas raízes emocionais não forem saudáveis. Você pode estar vivendo uma série de problemas de ordem emocional que estão se manifestando no seu físico e no seu psicológico, como síndrome de *burnout*, depressão, ansiedade, síndrome do pânico. Relacionamentos frustrados, conexões quebradas. Você sabe que poderia ter uma vida diferente, mas não tem ideia de como sair desse lugar e mudar todo o quadro. Talvez o que você queira seja apenas sair dessa situação de dor e poder respirar.

O meu próprio casamento estava fadado a acabar pouco antes de começar, não fosse eu ter percebido esses padrões prejudiciais e decidido seguir a Palavra de Deus. Eu trazia em mim muitas dores e frustrações, tinha um desequilíbrio emocional que me fazia transitar entre zonas de rejeição e de orgulho. Agia de modo completamente diferente do que a Bíblia ensina a respeito de como uma mulher sábia deve agir. Minhas dores me tornaram uma mulher sem sabedoria, sem amor-próprio e, sobretudo, que não sabia ser amada.

Para que você consiga entender quão profundas podem ser as raízes de um problema aparentemente recente, eu lhe confidencio que um dos venenos do meu casamento foi algo que ouvi meu pai dizendo tantas vezes quando eu era jovem. Comecei a trabalhar muito cedo e acabei por descobrir que meu pai, do jeito dele, me elogiava para os outros, com orgulho. Ele gostava do fato de eu ser alguém "desenrolada" nos negócios, que sabia resolver problemas com rapidez. Eu fazia de tudo para dar o meu melhor, pois me sentia aceita e celebrada no ambiente profissional. Contudo, em seus elogios, meu pai diversas vezes disse: "Ela é o filho homem que eu não tive".

Como reflexo, já adulta e casada, me vi tentando ocupar uma posição de autoridade que não me cabia. Eu tentava, sem sequer perceber, inverter os papéis meu e de meu marido; entrei em uma disputa ferrenha pela liderança do casamento. Minha alma estava tão doente, que eu não era capaz de perceber o mal que estava fazendo, tampouco a origem dele.

Tal qual uma árvore com raízes profundas que se espalham em diversas direções, as situações que eu vivi na juventude foram se esparramando em outras áreas da minha vida adulta. Quando meu primeiro filho nasceu, por exemplo, entrei em uma depressão pós-parto que me exigia uma força enorme para fazer coisas tão simples quanto levantar da cama. Aos poucos, consegui me curar, criar uma rotina e cuidar do meu filho, mas ainda não conseguia perceber que tudo isso não passava do reflexo de um coração adoecido.

Eu precisava tomar a decisão consciente de ir atrás do propósito da minha vida. Apenas assim poderia me sentir amada como tanto queria, sem lançar a expectativa desse sentimento nos outros. Sem essa decisão, não importava como as outras pessoas agissem: nada seria o bastante para preencher o vazio que eu sentia em mim.

Essa é, portanto, uma mudança consciente e proposital, mas é importante ter em mente que ela não ocorre do dia para a noite. A jornada da cura é longa, pois o caminho que lhe trouxe até aqui também foi. Sua história começa no ventre – existem pesquisas científicas que apontam para o peso de situações ruins vividas no período de gestação da mãe e como isso pode desenvolver traumas na criança que está sendo gerada.[1]

Quando minha mãe estava grávida de mim, por exemplo, meu pai já tinha problemas com bebida e já era violento. Apesar do estado já tão fragilizado de minha mãe, ele ainda batia nela. Assim, desde o ventre minha vida foi marcada por uma sequência de medo, rejeição e insegurança. Isso se estendeu e eu cresci ouvindo gritos de confusão, vivendo em pavor. As duas pessoas que deveriam me proteger, dar segurança e amor não eram capazes disso, pois uma era vítima; e o outro, algoz. Morávamos em um prédio, e muitas vezes minha mãe, depois de apanhar, se escondia na escada, enquanto eu, com apenas 3 ou 4 anos, ficava na sala de casa, esperando meu pai dormir para poder avisar a minha mãe que ela já podia entrar.

Muitas vezes tentávamos pedir ajuda aos vizinhos, mas ninguém tinha coragem de se envolver. No meio de tudo isso, eu me perguntava o tempo todo por que não íamos embora dali; mas, como muitas mulheres daquela época, minha mãe achava que não teria condições de me criar, e ela decidiu ficar, porque o medo faz isto: ele deixa você paralisado no lugar da dor, ministrando sobre suas emoções, dizendo que você não é capaz de mudar essa história.

---

[1] SOARES, V. Estresse na gestação pode comprometer desenvolvimento cerebral do bebê. **Correio Braziliense**, 11 nov. 2018. Disponível em: www.correiobraziliense.com.br/app/noticia/ciencia-e-saude/2018/11/11/interna_ciencia_saude,718779/estresse-na-gestacao-pode-comprometer-desenvolvimento-cerebral-do-beb.shtml. Acesso em: 30 jan. 2025.

Entretanto, estou aqui, com este livro, para deixar duas coisas claras para você: somos, sim, capazes de mudar nossa história; e Deus sempre virá em nosso socorro. Você pode estar se perguntando por que Deus aparentemente ainda não agiu em sua vida, por que Ele está demorando para interferir, se isso seria o alto preço a se pagar por alguma escolha errada que você fez. Mas Ele está com você em todos os instantes.

Eu sempre tive uma visão bastante otimista da vida. E, quando olho para trás, percebo a presença de Deus em cada livramento que já foi dado a mim e à minha família. Sem Deus, o desfecho da minha história poderia ter sido muito diferente. Ele estava lá, mesmo nos momentos mais difíceis.

A Bíblia fala de um vale onde houve um grande desafio, o Vale de Elá. Nesse lugar, o gigante Golias gritou por vários dias, desafiando o povo de Israel, mas ninguém tinha coragem o bastante para enfrentá-lo. A rejeição, nossas dores e mágoas antigas muitas vezes se assemelham a esse gigante: todos os dias elas gritam, nos desafiando, nos fazendo lembrar daquilo que não vencemos, e por muito tempo seguimos como o povo de Israel, com medo de confrontá-las.

Isso vai mudar. Seremos como Davi.

Quem tem sido o Golias da sua vida? Qual é o seu Vale de Elá, que a deixou aprisionada e tem sido um lugar de dor e vergonha? Você precisa identificar esse gigante e essa geografia para que saiba exatamente qual é o seu inimigo e onde ele tem afrontado ou aprisionado você.

Talvez esse gigante seja a rejeição, o medo, a frustração, o fracasso, o desconhecimento de qual o seu propósito na vida e de quem você é de verdade ou de quem Deus a criou para ser. Pode ser ainda que esse gigante seja a solidão, a sensação de vazio, os relacionamentos quebrados, a dor do abandono.

E qual é a geografia da sua vida onde esse ou esses gigantes estão gritando diariamente? Qual é o seu Vale de Elá? Pode ser o seu casamento, o relacionamento com seus filhos, as amizades, a vida profissional ou espiritual. Pode ser que seu vale seja interno, materializando-se no silêncio das emoções e dos pensamentos que não são compartilhados com ninguém, pois poucos compreenderiam o que você tem sentido todos esses anos.

Quero convidá-la a caminhar comigo na jornada que vivo com Deus, que me fez compreender que as minhas feridas poderiam sarar e que existe uma vida além da dor. Assim como Davi quando escutou os gritos daquele gigante, somos capazes de lutar com a força do Senhor e calar o gigante de uma vez por todas. Em vez daquele vale de dor, humilhação e rejeição, podemos viver a celebração da vitória que nos conduzirá a um novo tempo em nossa vida, ao encontro com nosso verdadeiro propósito.

Não existe outra forma, outro caminho, que não seja com Ele. Talvez você já tenha tentado de muitas maneiras encontrar esse lugar de paz dentro de si, lutado com todas as suas forças para ser livre da dor que lhe aprisiona, mas em Deus existe resposta, existe um caminho, existe cura.

Eu também um dia já achei que não havia como encontrar essa paz. Quando olho para trás, percebo quantas dores eu carregava; a maior delas era a dor da rejeição, que interferiu em todas as esferas de meus relacionamentos. A minha estrutura emocional fazia com que eu me doasse demais, de tal forma que não sabia dizer "não" para as pessoas, não sabia colocar limites em nenhum nível de relacionamento, porque o meu padrão dizia que eu precisava FAZER, que eu precisava SERVIR aos outros para ser amada. No meu casamento, por exemplo, eu queria competir e não tinha paciência para nada. No relacionamento com meu filho, o coloquei no centro da minha vida, a ponto de ele assumir em meu coração o lugar que deveria pertencer apenas a Deus. Mesmo na igreja, eu servia e fazia tudo com a expectativa de receber elogios, ainda que de modo inconsciente. Eu só queria um reconhecimento para me sentir capaz de algo.

Um dia, fazendo um curso, o professor me perguntou: "Quais são seus sonhos?". Naquele momento, com apenas 25 anos, me dei conta de que não tinha nenhum. Eu tinha um lema: "Um dia de cada vez". Bastava simplesmente SOBREVIVER.

Hoje, vejo tantas pessoas que estão apenas passando pela vida, sem conseguir identificar seus gigantes e seus vales. Pessoas que, como eu já fui um dia, não conseguem nem imaginar que existe uma vida plena e abundante lhes aguardando, em vez de uma livre de problemas; que elas podem viver uma paz que não depende das circunstâncias.

A Bíblia diz que a mulher exemplar "reveste-se de força e dignidade; sorri diante do futuro" (Pr 31:25). Só uma mulher que tem o passado curado e um presente de paz é capaz de olhar para o futuro, ter esperança, viver além do tempo presente e sonhar com a expectativa de que coisas melhores ainda estão por vir. Quando olha para esse futuro, ela sorri, porque descobriu que Deus já está lá, cuidando de tudo, para que em todo tempo ela viva respaldada pelo amor que excede todo entendimento, na convicção de que existe VIDA, e vida abundante, ao olhar para o horizonte.

Reitero, no entanto, que um passo importante para que você consiga alcançar essa plenitude e ver com clareza o futuro que a aguarda é nomear suas dores e sua geografia. Não podemos curar aquilo de que não temos ciência. No Capítulo 2, vou ajudar você a começar esse processo de identificação de seu Golias e seu Vale de Elá.

02

Tome seu lugar à mesa de Deus

Como são seus relacionamentos hoje, em todas as esferas da sua vida? Não apenas o romântico: pode ser com seu cônjuge, seus filhos, pais, amigos ou com você mesma. Eles têm sido motivos de alegria, felicidade ou têm sido um fardo constante? Têm sido um peso que a faz caminhar cansada ou têm sido o lugar de descanso para sua alma? Como você descreveria cada um deles?

Talvez os seus relacionamentos tenham sido um lugar de desafio e dor para você, por consequências de traumas e situações hostis vividos na infância. Estes acabam se tornando um peso enorme que, muitas vezes, não é compreendido nem reconhecido por quem o carrega, tampouco pelas pessoas em volta. Seja de maneira consciente ou não, esse peso tem enorme influência em suas ações e decisões.

Quando você segue a vida com esse peso nos ombros, é como se vivesse abaixo das próprias expectativas, aquém de tudo que gostaria de viver. Talvez o seu casamento esteja à beira do fracasso e, por isso, você sinta que muitas vezes precisa assumir o papel do marido; talvez não exista diálogo saudável entre os dois, talvez você não se sinta amada. Talvez não esteja conseguindo sentir que entende seus filhos. Talvez seus pais rejeitem tudo que você faz na tentativa de agradá-los.

Por causa dessas dores, o nosso relacionamento com Deus acaba se tornando distante, porque de alguma forma o vemos como alguém distante, indiferente à nossa dor, um Senhor que talvez esteja ocupado demais, cuidando de coisas maiores. Como é difícil ter um relacionamento íntimo com Deus, de Pai e filha, quando a dor da rejeição grita tão alto, a ponto de não nos permitir escutar a Sua voz! Talvez de modo inconsciente você não consiga confiar Nele por inteiro, porque não existe uma conexão profunda com Deus. Na verdade, o seu coração, já tão ferido, tem medo de abrir esse espaço, e é como se de alguma forma você sentisse que não merece ou não é capaz de ter o nível de relacionamento de uma criança que se lança nos braços do pai e encontra ali um abrigo seguro.

Esse relacionamento pode muitas vezes ser construído sobre a base do medo, da insegurança, da frustração e da rejeição e acaba se tornando raso, superficial. Por mais que você tente, não consegue construir essa ponte de amor, pois acredita que Ele não esteja disponível o suficiente para isso.

Pode ser que, muitas vezes, você se sinta sozinha, mesmo que esteja cercada de pessoas; incompreendida, incompleta, mesmo sem razões aparentes, pois ninguém é capaz de compreender a dor da sua alma. É se sentar em uma mesa cercada de pessoas, dar boas risadas, contar boas histórias, mas voltar para casa com o mesmo vazio sem que ninguém perceba as lágrimas que não poderiam cair; afinal de contas, ninguém poderia compreender sua dor. Com o tempo, isso acaba se tornando um lugar de amizades frustradas, de afastamento, até que se torna isolamento; você evita ter novas amizades e vai ficando cada vez mais solitária.

A dor da rejeição se manifesta de várias formas em um relacionamento, levando a uma vivência infeliz, incompleta ou ao total fracasso. No caso dos casamentos, há mulheres que, por carregarem esse fardo, se relacionam com homens que parecem encantadores no começo do namoro, mas, uma vez casados, revelam-se narcisistas, as diminuem, contam piadas e fazem brincadeiras que as expõem e sempre encontram um jeito de menosprezá-las. Ele é o arquétipo da gentileza, até que vocês se envolvam profundamente e você se torne dependente emocional, ficando "presa" nesse laço de alma; então, ele revela quem é de fato.

Aqueles que veem de fora podem até notar os sinais de um narcisista antes. Mas para quem está envolvido no relacionamento não é tão simples. Por isso, não é incomum encontrar mulheres que viveram uma realidade traumática na infância se conectando a homens assim, uma vez que a carência vivida na infância se manifesta de maneira silenciosa na vida adulta, fazendo-as enxergar o narcisista com lentes completamente distorcidas. Quando as lentes se ajeitam e elas percebem a situação na qual se encontram, normalmente já estão sem forças para sair do ciclo de dor e lá permanecem, até que sejam curadas ou que esse homem vá embora.

No início da minha juventude, tive um relacionamento extremamente frustrante, porque entrei nele pelas motivações erradas: por carência, pela necessidade de me sentir amada. Hoje vejo que isso era a ausência de amor e de segurança – que se estendeu por toda a minha infância – se manifestando. Eram as mesmas carências.

A insegurança plantada na criança gera uma necessidade nessa mulher de se sentir amada, fazendo com que se sujeite aos comportamentos de homens assim. Ela afirma para si mesma que não conseguiria encontrar outra pessoa; para ela, é melhor estar mal acompanhada do que sozinha. Se esse é o seu caso e você está vivendo um relacionamento abusivo, que lhe tem feito mal, desejo do fundo do meu coração vê-la restaurada em Deus, para que você viva uma nova realidade. Contudo, você também precisa desejar isso, pois a maneira como você se enxerga determina como as pessoas também a enxergam e tratam.

Por outro lado, existem mulheres que entram em relacionamentos com o oposto do narcisista; são homens com tendência a se acomodar, que abrem mão de seu papel de homem da casa e permitem que suas esposas o assumam. Fica, assim, a cargo da mulher resolver tudo e trazer a provisão. O sentimento de solidão feminina permanece, e quem está nessa dinâmica de casamento também se irrita o tempo todo, porque se sente lutando por todos, com um fardo que não deveria lhe pertencer. Isso, muitas vezes, é gerado por não se permitir baixar a guarda e por não impor limites, trazendo tudo para si, o que acaba causando muito cansaço.

Todo relacionamento com papéis invertidos tende ao fracasso se tal dinâmica for ignorada, pois se torna um fardo muito pesado. A falta de limites em qualquer relação, seja romântica ou não, é a chave para a dependência de um lado e a anulação do outro. O equilíbrio precisa ser o árbitro em qualquer casamento, amizade ou laço familiar. O grande desafio é encontrá-lo, porque isso só é possível quando se tem um coração restaurado.

Os limites devem ser impostos, reitero, não apenas no namoro ou casamento mas também em amizades. Sem isso, podemos nos tornar emocionalmente dependentes de um amigo ou uma amiga, nivelando nossas emoções a partir da outra pessoa ou vice-versa. Um deposita no outro toda a alegria ou tristeza, criando um pesado fardo emocional. A princípio, podemos achar que é só uma forma de empatia. Contudo, empatia é quando nos colocamos no lugar do outro para refletir sobre nossas ações. No momento que nos permitimos ser movidos pelas emoções alheias, entramos no campo da dependência emocional.

Quando nos damos conta, sentimos extrema necessidade de agradar a todos, sem a capacidade de dizer "não" por não querer magoar ninguém, ainda que isso acabe nos ferindo. No fim, fazemos coisas que não gostaríamos de fazer, nos anulamos em detrimento do outro. Mais uma vez digo: em tudo é necessário o equilíbrio. Precisamos conseguir enxergar o que é uma gentileza, um ato de amor, e o que são reflexos de dependência. Por exemplo, a incapacidade de dizer "não" é o primeiro sinal de que algo está fora do lugar.

A linha tênue que divide o amor da dependência está relacionada à motivação. Ou seja, se você é extremamente gentil, tem o dom de ser hospitaleira e faz de tudo para agradar aos outros, precisa sondar os motivos que a levam a ser assim e quanto de si mesma está deixando de lado para agir desse modo. Talvez você tenha a necessidade de ouvir um elogio, de receber retribuição em forma de carinho. Talvez você tenha a necessidade de se sentir amada.

Portanto, é interessante que descubra o que a faz se sentir amada e como você externa esse amor. O autor Gary Chapman, em seu livro *As cinco linguagens do amor*,[2] fala sobre as principais formas de comunicação desse sentimento, que são: tempo de qualidade, palavra de afirmação, presentes, atos de serviço e toque físico. Essas são algumas formas como comunicamos o nosso amor e as pessoas comunicam o amor delas por nós. Você tem uma linguagem predominante e, se alguém comunica amor de outra forma e você não tem essa compreensão, você não se sentirá amada. Por isso é tão importante identificarmos isso em nós, para que possamos mudar de perspectiva.

---

[2] CHAPMAN, G. **As 5 linguagens do amor: como expressar um compromisso de amor a seu cônjuge**. São Paulo: Mundo Cristão, 2013.

Para exemplificar, vou lhe contar como Deus me proveu esse conhecimento, mostrando-me como meus modos de demonstração de amor tinham raízes muito mais profundas em minha vida do que eu poderia imaginar. Eu estava em uma mentoria sobre finanças e acabei fazendo um teste para detectar quais eram os sabotadores presentes em minha vida. Trata-se de uma ferramenta que identifica os padrões mentais negativos de alguém, com base no livro *Inteligência positiva*, de Shirzad Chamine,[3] muito utilizado por coaches e mentores. Eu não tinha ideia da repercussão que isso teria em minha vida. Quando recebi o resultado, um de meus sabotadores era atos de serviço para me sentir amada. Na hora que recebi, eu rebati; mas aquilo ficou na minha cabeça por algumas semanas. Sempre havia sido muito ativa e intensa em tudo que fazia, fosse em uma amizade, fosse servindo na igreja. Sempre dava o meu melhor e me alegrava com isso, mas aquele resultado me fez pensar muito sobre a motivação por trás desses atos. Nesse ponto da minha história, eu já havia vivido processos de cura muito intensos e tinha certeza de que já estava completamente resolvida com todas as minhas emoções, mas logo descobri estar errada.

Quando eu tinha cerca de 4 anos, havia um calendário em meu quarto com uma foto minha. Na foto, eu estava sozinha em uma praça da cidade. Lembro-me de perguntar à minha mãe por que só havia eu naquela foto, se ela tinha me deixado sozinha na praça. Hoje, essa pergunta pode parecer coisa boba de criança, mas não era na época; isso ficou tão marcado em minha memória, que cheguei até a contar para meu esposo, brincando, que quando eu era criança achava que tinha sido abandonada na praça.

Muitos anos se passaram, e minha mãe me chamou para ir à casa dela, pois queria que eu visse uma parede que ela transformara em um mural de fotos. Quando cheguei, qual não foi minha surpresa ao ver a foto escolhida para ficar bem no centro da parede: justo aquela da praça. Mostrei ao meu marido, e rimos. A história parecia ter se encerrado ali, mas logo descobri que ainda não, pois existia algo que Deus queria me mostrar com aquela foto.

---

[3] CHAMINE, S. **Inteligência positiva**: por que só 20% das equipes e dos indivíduos alcançam seu verdadeiro potencial e como você pode alcançar o seu. Rio de Janeiro: Fontanar, 2013.

Dias depois, acabei indo com uma amiga a um retiro espiritual na Estância Paraíso (fica em Minas Gerais e é dirigido pela pastora Ezenete Rodrigues; é um ministério de cura e restauração para pessoas que, de alguma forma, se cansaram na caminhada), no intuito de ajudá-la em um momento difícil de sua vida. Ao chegar lá, fui chamada por uma pastora para conversarmos. Quando me sentei, disse que já estava muito bem, que já havia liberado perdão, já havia vivido processos de cura intensos e não tinha mais nada para tratar. Estava ali apenas para acompanhar uma amiga.

Lembrei-me, então, daquele teste e compartilhei com ela a sensação que tive e as minhas dúvidas sobre o que fazia para me sentir amada. Com muita mansidão, ela me disse que tudo aquilo tinha a ver com rejeição. Eu não quis aceitar de pronto, mas fiquei pensando a respeito.

Na manhã seguinte, acordei com várias mensagens da minha mãe dizendo que tinha passado a noite acordada, lembrando-se de coisas que eu tinha vivido na minha infância. Começou a contar que, quando eu tinha uns 4 anos e meu pai chegava muito embriagado em casa, ela, para não apanhar, escondia-se na escada do prédio e me deixava em casa esperando que ele dormisse, a fim de abrir a porta e chamá-la. Nos áudios que ela enviou, chorava, dizendo que muito nova eu precisei aprender a fingir que estava tudo bem, quando não estava, que tive de ficar sozinha quando deveria ter alguém me protegendo.

Mais tarde, encontrei-me de novo com aquela mesma pastora, e começamos a conversar sobre tudo que minha mãe havia me dito e mais um pouco da minha história. Ela dizia que tinha muito choro preso em minha alma, mas era como se eu fosse espectadora de tudo, e não participante; parecia que nada daquilo tinha acontecido comigo. No meio da conversa, contei para ela que meu pai, quando adolescente, foi para a capital em busca de mais estudos e acabou morando na praça, contando com a ajuda de pessoas que moravam ali próximo, inclusive prostitutas e traficantes que, por pena, lhe davam comida e às vezes o chamavam para dormir em suas casas. Foi então que as coisas começaram a se conectar.

Falei para ela da foto que via quando criança, de como pensava ter sido deixada na praça. Ela me respondeu que, da mesma maneira que o Inimigo aprisionara meu pai naquela praça, ele o havia feito comigo, aquela criança que deveria ser protegida, cuidada, mas que estava abandonada, mesmo que dentro de casa. Quando ela falou isso, um choro incontrolável me tomou. Simplesmente não conseguia parar de chorar. Eu, com mais de 30 anos, ainda estava presa naquela praça. Então, naquele momento, a partir da compreensão sobre onde eu estava presa, Deus deu a ela uma estratégia para me tirar daquele lugar de dor.

Ela pediu que, com os olhos fechados, eu visse aquela criança sozinha na praça, sem ninguém conhecido por perto. Pediu que eu visse Jesus chegando, pegando essa criança pela mão e dizendo: "Filha, vamos para casa? Você tem um lar, você é uma princesa". Naquele momento, Deus resgatou a minha alma do cativeiro de dor e rejeição.

Essa cura me fez compreender que eu não precisava mudar meu jeito de ser e parar de demonstrar meu amor por atos de serviço. Eu precisava, na verdade, mudar minha motivação. Hoje aprendi a colocar limites, ir até onde posso de fato. Não faço mais as coisas na expectativa de elogios, porque me sinto plena e amada por Ele, e isso já é suficiente para mim.

Assim, talvez você venha vivendo dores e desafios em seu casamento e suas amizades, mas existem dois tipos de relacionamento os quais você deve focar, pois são os mais atingidos e que mais a impedem de avançar em direção a uma vida plena: seu relacionamento consigo mesma e seu relacionamento com Deus. Esses dois são a verdadeira base e parâmetro para todas as outras áreas de sua vida.

Muitos de nós passamos a vida inteira em busca de quem somos de fato, qual a nossa verdadeira identidade, nosso propósito de vida. São muitas as perguntas dentro da alma, todas sem resposta enquanto as feridas do passado não sararem. Uma identidade restaurada, com a revelação de quem você é e de qual o seu propósito de vida, só acontecerá a partir de uma transformação interna.

Às vezes, você exige demais de si mesma, se cobrando ao cometer algum erro, porém sem ser capaz de se celebrar quando acerta. Não consegue olhar para si e perceber a riqueza que carrega, quantas qualidades tem, quantos talentos foram escondidos por causa do peso da autossabotagem, pelas mentiras que o Inimigo falou sobre quem você é e, nas quais, de alguma forma, você acabou acreditando. A vida que você recebeu é um dom divino, e o Deus que a criou fez um projeto lindo e perfeito. Contudo, você precisa receber Dele essa doce revelação e abrir mão de todas as mentiras que Satanás lhe contou até aqui.

No decorrer deste livro, vamos nos aprofundar em nosso relacionamento com Deus, como mudá-lo e qual sua visão a respeito Dele. Afinal, quando vivemos dores relacionadas aos nossos pais, temos uma enorme dificuldade de nos relacionarmos com Deus, pois não temos um bom referencial de pai. É muito difícil construir esse relacionamento tendo por base uma visão distorcida sobre o que é ser pai. Tanto é que, mesmo que você frequente a igreja, ore e converse com Deus, é possível que continue O enxergando apenas como um Senhor, e não como Pai.

Se sua referência até agora tem sido um Deus que castiga, que pune se você erra, que está preocupado apenas com suas ações, e não com seu coração, que não se importa com coisas simples da sua vida por estar muito ocupado com assuntos mais importantes, então tenho um convite para você: mergulhe mais fundo em cada página deste livro, em cada ponto desta jornada, para descobrir uma nova revelação do amor de Deus e, a partir daí, uma nova vida Nele.

Como você enxerga a sua realidade?

A Bíblia conta a história de um príncipe chamado Mefibosete. Seu avô era o rei de Israel, Saul. Um dia, quando era criança e seu avô e seu pai estavam perdendo a guerra, todos fugiram para salvar as próprias vidas. Uma serva, carregando Mefibosete nos braços, em meio à fuga o deixou cair, e ele teve as pernas quebradas, tornando-se, a partir dali, "aleijado dos pés" (2Sm 9:13). Aquele príncipe, com medo de ser morto, ficou escondido por muitos anos em uma cidade chamada Lo-debar, que era um lugar do esquecimento. Mefibosete não conseguia se enxergar como um príncipe, filho de um grande guerreiro; afinal, sua atual condição dizia que o lugar do esquecimento era a sua terra.

Talvez você, assim como ele, esteja até hoje vivendo nesse lugar de dor, sem forças para caminhar, bem distante da realeza para a qual foi feito. Ele nasceu príncipe, mas vivia como mendigo. Isso é reflexo de nossas emoções, por algo que está quebrado dentro de nós. Por causa de nossas crenças errôneas acerca de quem somos e o que merecemos, passamos a viver uma realidade que não é a nossa.

Felizmente, Deus nunca deixou de olhar para Mefibosete. Não se esqueceu dele, assim como não se esqueceu de você. Um belo dia, o rei Davi, que assumiu o trono depois da morte de Saul, recordou-se da aliança que fizera com Jônatas, seu amigo, e perguntou se ainda existia alguém da família de Saul a quem ele pudesse fazer o bem. Ziba, seu servo, respondeu-lhe que havia o filho de Jônatas, vivendo na terra do esquecimento. Davi mandou chamá-lo e, quando Mefibosete chegou diante dele, a primeira coisa que pensou foi que estava ali para morrer; jamais passaria pela cabeça dele que aquele seria o momento em que sua história mudaria completamente.

O rei Davi, então, restituiu tudo o que pertencia ao pai e avô de Mefibosete: as propriedades, as riquezas e seu posto na realeza, trazendo-o de volta para a corte. Mais importante do que isso tudo: o rei Davi o convidou para a mesa da comunhão. Daquele dia em diante, ele estaria sentado todos os dias à mesa do rei. Ele se tornaria parte daquilo tudo, ganharia um senso de pertencimento. Toda sua história mudara, ele recebera restituição e restauração. Suas pernas continuavam paralisadas, mas, sentado à mesa, toda imperfeição era coberta. Seu coração tinha vida novamente, ele tinha uma identidade, um povo, uma família.

Existe um convite de Deus para que você se sente à mesa Dele, para que seja conduzida ao projeto original, o qual será restaurado. Contudo, para isso, é necessário que deixe Lo-debar, as dores do passado, as rejeições. Só assim poderá acessar esse novo lugar em Deus, para então receber a sua identidade de filha, ter suas imperfeições cobertas pela comunhão com Deus e com pessoas que se sentam à mesa Dele. Na mesa de Deus existe cura, restauração, restituição; existe alegria, existe amor.

Com tudo isso em mente, pergunto mais uma vez, na esperança de que a resposta esteja mais clara para você: Qual é a sua dor? O que a deixa paralisada? Qual é a origem dessa aflição? E, por último: Qual é a sua escolha? Permanecer em Lo-debar ou se assentar à mesa do Rei?

Na mesa de Deus existe cura, restauração, restituição; existe alegria, existe amor.

Quando a alma cansa, Deus sustenta
@talitalvasconcelos

03

Descubra sua Samaria e abandone seu cântaro

Nessa jornada de vida, conheci muitas mulheres que estavam vivendo algum tipo de problema emocional, seja no casamento, seja na busca pela identidade própria ou pelo propósito de vida; são diversos os problemas que as trazem a um aconselhamento pastoral, mas a maioria deles, se não todos, carregam a mesma raiz: traumas vividos na infância. Situações de abuso, abandono e violência são acontecimentos capazes de marcar profundamente a vida de alguém e são a verdadeira raiz da dor que essas mulheres que vêm até mim carregam.

Quando recebo mulheres para aconselhá-las, a primeira pergunta que faço é: "O que trouxe você aqui?". E, após escutar suas dores, peço que me contem suas histórias, desde a infância. Confesso que, no começo, chegava a me assustar com quanto tudo aquilo parecia mais matemática do que uma ciência subjetiva. Assim como dois e dois são quatro, a raiz de dores emocionais está nos traumas da infância.

Eu sabia as dores que carregava, mas não imaginava que elas traziam tantas consequências que afetavam de maneira tão profunda a minha vida. Só fui entender isso bem depois. A tentativa de sobreviver a cada dia e de ser feliz no meio disso tudo era frustrante, pois minhas emoções estavam emaranhadas, como um novelo de lã todo embolado.

Afinal, tudo que vivi levou a esse cenário. Quando eu tinha 8 anos, por exemplo, minha irmã nasceu e, por um tempo, meu pai foi um homem transformado. Não era ainda o que se esperava de um pai amoroso, porém estava bem melhor. Nós nos mudamos de cidade e, de fato, meu pai estava bebendo menos, mas não havia parado de beber por completo. Além disso, continuava traindo minha mãe, o que era motivo de brigas e confusões.

Quando eu tinha por volta de 11 anos, acordei com gritos. Essa sensação é horrível, não a desejo a ninguém: escutar brigas madrugada adentro, ficar encolhida no quarto à espera de silêncio, para só então poder sair e ver o que tinha acontecido. Nesse dia em específico, escutei meu pai gritando de dor e corri para a sala, encontrando-o caído no chão. Minha mãe, após descobrir mais uma traição, começara a brigar com ele e, quando ele tentou bater nela, simplesmente caiu, sem forças nas pernas, e quebrou o osso, sem sequer compreender o que acontecera.

Não tenho dúvidas de que algo sobrenatural aconteceu ali, e meu pai decerto também sabia disso, pois a partir daquele dia disse que nunca mais agrediria minha mãe – e, de fato, assim foi. Esse ato, apesar de ter deixado as coisas momentaneamente melhores e dado um alívio para as minhas emoções, não apagou as raízes deixadas pelo passado. Além disso, muitas coisas continuaram – ou do mesmo jeito, ou pior. Algum tempo depois, além do vício em bebidas, ele desenvolveu o vício em remédios de tarja preta e começou a ter surtos psicóticos, chegando a ameaçar minha mãe de morte, por mais que tenha mantido sua promessa de não a agredir fisicamente. Por isso, eu dormia no quarto com ela, e ele dormia em outro quarto, pois minha mãe e eu tínhamos medo de que ele fizesse alguma loucura.

Quando cheguei à adolescência, a igreja era meu lugar de refúgio; lá conseguia achar amigos, os quais traziam um pouco de alegria para uma realidade tão difícil. Deus era, e é até hoje, meu lugar seguro, meu refúgio. Desde muito nova tive experiências com Deus que me fortaleceram e me permitiram permanecer de pé. Nada disso, contudo, foi capaz de apagar minhas raízes de dor, por mais que apaziguasse a realidade do momento. Eu precisava reconhecer a origem do problema para poder tratá-lo.

Muitas mulheres vivem esta mesma realidade: carregam uma história dolorosa e não sabem que muitos problemas do presente são causados por esse passado não resolvido. Por vezes, até sabem, mas não conseguem se libertar da dor e se tornarem livres para viver uma vida plena e caminhar em direção ao seu futuro.

Eu demorei para perceber que até minha incansável vontade de servir a todos, de agradar pessoas, estava completamente conectada à raiz de rejeição que eu carregava. Toda dor, quando de frente para o espelho, reflete

Descubra sua Samaria e abandone seu cântaro **41**

a criança sofrida. Tudo isso não é fruto de mera subjetividade, mas de diversas pesquisas, dados e artigos científicos que apontam para o reflexo na vida adulta de traumas sofridos no período da infância, com dores e desafios emocionais e psicológicos. Quero compartilhar alguns desses estudos, frutos de pesquisas comprometidas em encontrar respostas para perguntas que você pode estar se fazendo hoje.

Em todo o mundo existe uma atuação maligna para destruir famílias, pois famílias destruídas geram uma sociedade doente. Existe uma guerra espiritual para que famílias sejam desfeitas; e casamentos, destruídos. A maneira como essa ação ocorre em diversas casas e famílias é tão sutil, que vai se fermentando no decorrer dos anos. Enquanto Deus não sarar os pais, seus filhos poderão repetir as mesmas histórias, os mesmos processos, as mesmas dores que eles carregam. Por isso é tão importante olhar de maneira holística para o todo, não apenas para uma parte do problema, e encontrar as verdadeiras raízes dos desajustes emocionais em um lar.

Crianças que deveriam viver a segurança e proteção do lar ficam sujeitas a situações de violência. De acordo com a associação Childhood Brasil,[4] as formas mais comuns de violência contra crianças e adolescentes são negligência e violências doméstica, psicológica e sexual. Além disso, os números de violência sexual infantil no Brasil são alarmantes: segundo a Fundação Abrinq, foram mais de 45 mil casos reportados em 2022, dos quais a cada quatro pessoas abusadas sexualmente três são crianças ou adolescentes, e 70% desses casos acontecem dentro das casas dessas crianças.[5] Ou seja, são muitos os lares disfuncionais em que há uma série de fatores e situações que, de alguma forma, geram traumas irreparáveis em diversas crianças, que se tornam jovens ou adultos e convivem, por vezes em silêncio, com as dores e marcas desses acontecimentos.

Muitas mulheres convivem com a dor do medo, da rejeição e das frustrações nos relacionamentos. Convivem com a dor de perdas, repetem padrões vistos na infância. Tudo isso é gerado por dores vividas no passado.

---

[4] GLOSSÁRIO da violência sexual contra crianças e adolescentes. **Childhood Brasil**, 19 jun. 2024. Disponível em: www.childhood.org.br/glossario-da-causa/. Acesso em: 30 dez. 2024.

[5] VEJA os números da violência sexual infantil no Brasil. **Fundação Abrinq**, 15 maio 2024. Disponível em: www.fadc.org.br/noticias/cenario-violencia-sexual. Acesso em: 30 dez. 2024.

Às vezes, esses traumas vão passando por gerações e se tornam uma característica familiar. Fazendo uma comparação, é como um prédio sendo erguido, mas cuja base está com rachaduras e outros problemas estruturais; uma hora ou outra, ele acaba ruindo.

Esse fenômeno se chama, segundo a psicóloga Schützenberger, "transmissão intergeracional".[6] São memórias traumáticas transmitidas entre os membros de uma família, de modo verbal ou não verbal. Ou seja, não ocorre apenas de pais para filhos – esse tipo de trauma pode ser transmitido entre tios e sobrinhos, avós e netos, irmãos e irmãs etc.

Os efeitos são estudados em livros como *Sobrevivência emocional*, de Rosa Cukier.[7] A autora expõe como famílias disfuncionais ou abusos infantis geram, de maneira inconsciente, uma incongruência entre o crescimento fisiológico e o crescimento emocional. É como se, de alguma forma, crianças que passaram por situações traumáticas na primeira infância (até os 7 anos) ficassem com o emocional aprisionado nesse lugar do trauma.

De acordo com Rosa Cukier, quando o ser humano nasce, ele é completamente dependente, nos âmbitos físico e emocional, de seu cuidador, o qual se torna uma ponte entre a criança e o mundo em que vive. Essa relação, diz Culkier com base nos estudos do psicólogo Erik Erikson, é a "pedra inaugural da nossa identidade".[8] Ela é um reflexo da infância que os próprios pais tiveram, tornando-se um ciclo de geração em geração; ou seja, pais que viveram traumas na infância reproduzem na criação dos filhos os mesmos traumas vividos, repetindo o padrão emocional intrafamiliar.

Quando uma criança vive em um lar emocionalmente saudável, no qual há amor, respeito e segurança, ela cresce com a consciência de sua identidade afirmada e valorizada; isso projeta um adulto que valoriza quem de fato ele é. Infelizmente, parecem ainda ser minoria os lares de famílias estruturadas

---

[6] SCHÜTZENBERGER, A. A., 1993 *apud* MASPOLI, A. O trauma transgeracional na cultura, na neurociência e na epigenética. **Uniaberta**, 16 fev. 2021. Disponível em: https://uniaberta.com.br/o-trauma-transgeracional-na-cultura-na-neurociencia-e-na-epigenetica/. Acesso em: 30 dez. 2024.

[7] CUKIER, R. **Sobrevivência emocional**: as dores da infância revividas no drama adulto. São Paulo: Ágora, 1998.

[8] *Idem*. p. 64.

emocional, psicológica e espiritualmente para criar filhos fortes, com identidade bem formada e valorizada.

O mais comum é se deparar com lares desestruturados emocionalmente, seja pelo abandono, pela insegurança ou pela instabilidade emocional dos cuidadores. Isso gera na criança um sentimento muito forte de rejeição, com raízes profundas, projetando-se em um futuro adulto com raiva e repulsa da própria identidade. São crianças com emoções instáveis, que não sentem segurança no ambiente familiar e vivem de maneira silenciosa dores que vão se enraizando no mais íntimo da alma. É uma pena que essa tenha sido a realidade de muitas de nós, que, hoje, na vida adulta, sofremos as sequelas desses desafios ainda não vencidos.

Como já disse aqui, é importante compreender muito bem o que passamos para que possamos nos curar. Isso inclui entender o(s) tipo(s) de abuso que sofremos.

O abuso físico, segundo T. J. Stein, é "qualquer ferida não acidental ou omissão dos [...] responsáveis [da criança] que cause risco à sua integridade".[9] A triste conclusão é que crianças que apanham dos responsáveis, que sofrem algum tipo de abuso sexual e/ou que não são resgatadas e acolhidas ao sofrerem algum tipo de acidente estão nessa categoria. Nesse panorama, quatro tipos de abuso de crianças e adolescentes podem ser reconhecidos: abuso físico, que ocorre quando uma criança sofre dano significativo infligido pelo pai ou cuidador; abuso sexual, por meio da exploração sexual da criança por uma pessoa mais velha que tem uma relação de responsabilidade, poder ou confiança com a criança; negligência, definida como falha dos pais ou cuidadores em fornecer as necessidades básicas da criança, de modo que a saúde e o desenvolvimento dela ficam significativamente prejudicados; e abuso emocional, que ocorre quando os pais ou cuidadores repetidamente a rejeitam ou usam ameaças para assustá-la e intimidá-la.

---

[9] STEIN, T. J., 1993 *apud* MARTINS-JÚNIOR, P. A. *et al.* Abuso físico de crianças e adolescentes: os profissionais de saúde percebem e denunciam? **Ciência & Saúde Coletiva**, Rio de Janeiro, v. 24, n. 7, p. 2609-2616, jul. 2019. Disponível em: www.scielo.br/j/csc/a/WPhQLjr Z6NRPTrknM7hTpqp/?lang=pt. Acesso em: 30 dez. 2024.

Este último, segundo Cukier,[10] resulta de uma inversão de papéis familiares, ou seja, quando são as crianças que cuidam de seus pais, em vez do contrário. De acordo com a autora, isso não ocorre apenas em lares com pais alcoólatras ou com alguma outra desordem psicológica, mas também em diversas famílias ditas "normais". Acontece também quando um dos adultos da casa sofre alguma situação abusiva dentro do lar e não consegue se defender, recorrendo ao auxílio do próprio filho. A Organização Mundial da Saúde (OMS), por sua vez, define esse tipo de abuso como aquele que "restringe os movimentos da criança, a difama, a expõe ao ridículo, a ameaça, intimida, discrimina e rejeita, além de outras formas não físicas de tratamento hostil".[11]

Em ambos os abusos mencionados, estão inclusos o abandono e a negligência. Estes, porém, devem ser devidamente destacados, em razão dos danos psicológicos que causam. Por volta dos anos 2000, o pesquisador Charles Nelson, pediatra da Universidade de Havard, liderou uma grande pesquisa em orfanatos da Romênia, a qual ficou conhecida como "Órfãos da Romênia".[12] Esse estudo apontava a assustadora realidade gerada pelo abandono infantil: as crianças analisadas não se desenvolveram física e intelectualmente conforme o esperado, não por motivos de desnutrição, mas simplesmente pelo abandono. O estudo mostra que o desenvolvimento cerebral da criança não acontece apenas nos momentos de troca de fralda ou alimentação, mas depende da interação social e afetiva entre pais/cuidadores e a criança. Apesar de não existir uma informação concreta a respeito de quem abandona mais, o abandono paterno é um grande problema para nossa sociedade.

O abandono gera uma disfunção na identidade. Em um artigo que analisa os impactos psicológicos na vida adulta de uma criança que sofreu abandono,

---

[10] CUKIER, R., *op. cit.*

[11] Tradução livre. Original: *"Emotional or psychological violence includes restricting a child's movements, denigration, ridicule, threats and intimidation, discrimination, rejection and other non-physical forms of hostile treatment".* VIOLENCE against children. **World Health Organization**, 29 nov. 2022. Disponível em: www.who.int/news-room/fact-sheets/detail/violence-against-children. Acesso em: 30 dez. 2024.

[12] ABANDONO causa danos cerebrais em crianças. **Acolhimento Familiar**, 22 fev. 2017. Disponível em: https://acolhimentofamiliar.com.br/abandono-causa-danos-cerebrais-em-criancas/. Acesso em: 30 dez. 2024.

os autores entendem que "uma mãe pode até assumir uma posição paterna ou um pai assumir a posição materna, mas jamais ocuparão a função um do outro".[13] Quando isso ocorre, a criança pode se sentir desamparada. Outro estudo aponta que, em pessoas com transtornos mentais, a ausência do pai na infância gera sentimentos de depressão, estigmatização, solidão e falta de proteção.[14]

Assim, o problema enfrentado na vida adulta não tem a resposta em si mesmo, mas na história de vida daquela pessoa. Há algum tempo, atendi Patrícia,[15] que havia me procurado por problemas no casamento. Ela dizia não amar mais o marido e desejava se separar, apresentando-me vários aparentes motivos para isso. Depois que compartilhou tudo aquilo, perguntei-lhe como havia sido sua infância. Então, ela relatou o abandono do pai, quando ela tinha cerca de 5 anos. Ele havia ido embora e ela nunca mais o vira. Sua mãe tentara assumir o papel de mãe e pai, provendo e cuidando; porém, mesmo com todo esse esforço, era impossível que ela assumisse as funções do pai e conseguisse apagar as sequelas do abandono no coração da filha.

Parecia que aquela criança fizera um pacto interior, declarando que homens não eram dignos de confiança e eram abandonadores. Era aquela criança interna que falava com essa mulher, dizendo que era melhor ela deixar o marido antes que ele fosse embora, porque assim o sofrimento seria menor. Essas dores lhe diziam que era melhor não se apegar, pois uma hora ele iria abandoná-la também. Ela havia, portanto, assumido o papel de homem da casa, porque suas feridas a impediam de se mostrar vulnerável a esse marido e dependente dele. Precisava ter o controle de tudo. E, claro, um casamento construído nesse terreno incerto uma hora tende a desmoronar.

---

[13] COELHO, L. B.; PRUDENTE, R. C. A. C., 2019 *apud* LIMA, L. B. *et al*. Abandono paterno e os impactos psicológicos na vida adulta. **Contemporânea**, São José dos Pinhais, v. 3, n. 11, p. 23511-23528, 24 nov. 2023. Disponível em: https://ojs.revistacontemporanea.com/ojs/index.php/home/article/view/2353. Acesso em: 30 dez. 2024.

[14] RENDÓN-QUNTERO, E.; RODRÍGUEZ-GÓMEZ, R. Ausencia paterna en la infancia: vivencias en personas con enfermedad mental. **Revista Latinoamericana De Ciencias Sociales, Niñez Y Juventud**, Colômbia, v. 19, n. 2, p. 1-25, maio-ago, 2021. Disponível em: https://doi.org/10.11600/rlcsnj.19.2.4453. Acesso em: 6 mar. 2025.

[15] Os nomes utilizados nos relatos desta obra são fictícios, em prol de preservar a identidade das pessoas atendidas.

Acontecimentos assim fazem nascer em nossa alma, de modo involuntário, uma profunda raiz de REJEIÇÃO, que, segundo a autora Joyce Meyer,[16] é uma das maiores armas de Satanás para lutar contra as pessoas, muitas vezes desde o ventre. Joyce ainda aponta várias causas que fazem nascer essa raiz: abandono, abusos, pais com problemas psicológicos, gravidez indesejada, aborto desejado ou tentado, uma criança que nasce com o sexo diferente do que os pais esperavam, morte de um ou ambos os pais, conflitos diversos dentro do lar, comparações com irmãos.

Essa raiz faz crescer uma árvore e gera frutos que se manifestam na vida das pessoas; assim, sem que elas percebam, boa parte de seus problemas está relacionada a essa colheita. Alguns desses frutos são: medo (que se manifesta de muitas formas); sentimento de inadequação ou inferioridade; perfeccionismo (alto nível de cobrança interna e em relação aos outros); vícios (álcool, drogas, pornografia etc.); alto nível de competição (em diversos ambientes ou áreas da vida); amargura; e ira. É uma árvore cujos frutos, marcados pela dor da rejeição, só multiplicam a essência deles. Por isso é tão importante identificar que esses problemas do presente estão conectados com as raízes do passado.

Demorei muito para entender que boa parte das dores emocionais que eu sentia eram a manifestação desses frutos dentro de mim. O medo era algo que regia a minha vida – a sensação de que, a qualquer hora, as coisas dariam errado. O receio de perder sempre me acompanhava. Eu tinha medo de me relacionar, de sofrer; era coagida pelo medo que não tinha uma explicação lógica, mas estava ali, presente, regendo todas as minhas emoções e decisões.

Só com, eu tinha um forte sentimento de inadequação, de nunca me achar boa o suficiente para muitas coisas. Sempre me sentia culpada, até por aquilo que eu não tinha feito. Tudo se tornava muito pesado. O perfeccionismo, disfarçado de excelência, fazia com que eu não me movesse em diversas situações, por medo das críticas, da não aceitação. Na minha cabeça, se não fosse para ser perfeito, era melhor nem fazer. Este livro, inclusive, foi adiado por muitos anos por causa do perfeccionismo que me paralisava.

---

[16] MEYER, J. **A raiz de rejeição**. Belo Horizonte: Bello Editora, 2009.

A Bíblia conta, em João 4, a história de uma mulher sem nome, apenas conhecida como "mulher samaritana", pois sua origem era a região de Samaria. Só que, mesmo "pertencendo" àquele povo, ela se sentia rejeitada. Não sabemos ao certo como foi sua infância, que traumas ela pode ter vivido, mas a narrativa daquele momento de sua vida aponta para o sofrimento e a rejeição que ela carregava.

Jesus estava indo da Judeia para a Galileia, e a Bíblia diz que era necessário passar por Samaria. Isso, em si, é muito forte, pois judeus não passavam por aquele lugar, eles preferiam caminhar muito mais a passar pelo povo samaritano, que para eles eram impuros. Com essa informação em mente, abro um parêntese para lhe perguntar: Qual é a Samaria da sua vida? Qual é o lugar por onde Jesus precisa passar em sua história, em sua vida?

Ao chegar àquele lugar, em pleno meio-dia, Jesus parou à beira de um poço e viu uma mulher se aproximar com seu cântaro para pegar água. Ele lhe pediu água, e ela já tinha a resposta na ponta da língua (o que se mostra como mais um fruto da rejeição): "Como o senhor, sendo judeu, pede a mim, uma samaritana, água para beber?" (Jo 4:9b). Então ele diz: "Se você conhecesse o dom de Deus e quem lhe está pedindo água, você lhe teria pedido e ele lhe teria dado água viva" (Jo 4:10b). Ela não fazia ideia de que aquele homem tinha a resposta e a cura para todas as suas dores. Jesus pede que ela vá chamar seu marido e volte para lá, ao que ela Lhe responde com a verdade, dizendo que não tem marido. E Jesus lhe responde: "Você falou corretamente, dizendo que não tem marido. O fato é que você já teve cinco; e o homem com quem agora vive não é seu marido. O que você acabou de dizer é verdade" (Jo 4:17b-18).

Isso mostra o tamanho da sede dessa mulher, da necessidade dela de se sentir amada; ela havia passado por vários relacionamentos, em busca de preencher um vazio. Era alguém que se sentia rejeitada pelas pessoas, a ponto de ir buscar água no horário mais quente do dia para não encontrar ninguém. A sede que ela tinha, contudo, a levou a um encontro completamente inesperado que mudaria sua vida por completo.

Ela pergunta a Ele onde deveria ser, então, o lugar certo para adorar a Deus, uma vez que judeus diziam que era Jerusalém, e samaritanos diziam que era naquele monte onde estavam. Essa pergunta me faz perceber que ela era alguém que, apesar dos erros e das dores, queria acertar, só não sabia como e, por consequência, não conseguia. A isso, Jesus lhe responde que não era nem um lugar, nem outro: "Deus é espírito, e é necessário que os seus adoradores o adorem em espírito e em verdade" (Jo 4:24). Ou seja, não importa o lugar, contanto que se adore Deus em seu coração. Por não entender a resposta, ela diz que, quando o Messias chegar, vai explicar tudo. Então, pela primeira vez, Jesus diz ser o Messias. Ele escolheu se revelar a uma mulher rejeitada, a qual carregava dores e marcas da vida, para nos mostrar que se preocupa com a nossa dor, que se importa com nossa história, com o que passamos; acima de tudo, que deseja MUDAR essa história. Bastou um encontro para que tudo mudasse na vida dessa mulher, por exemplo.

A samaritana largou seu cântaro e correu para a cidade, a fim de anunciar o que Jesus tinha lhe dito, e muitos acreditaram no testemunho dela e reconheceram Jesus como o Messias. Ao deixar o cântaro para trás, ela estava declarando que o passado ficava naquele lugar, aos pés de Jesus; que abria mão de tudo que a prendia àquele lugar de dor. Sair correndo foi a declaração de que toda rejeição ficava ali também. Não precisava mais conviver com aquela dor, com aquela angústia. A partir dali, era livre. Essas mudanças foram tão claras, que todos deram crédito ao que ela dizia e foram transformados por isso.

A luta que ela venceu, a dor que foi curada, abriu espaço para que seu propósito de vida se manifestasse. Ela se tornou uma voz que apontava para a salvação naquele lugar; se tornou a primeira missionária dos evangelhos. Uma mulher, samaritana, rejeitada, carregando dores e marcas, viveu a cura que só Deus poderia prover e se tornou canal de cura para muitos outros.

Essa pode ser também a nossa história. A partir do encontro com Jesus, somos transformadas e temos a oportunidade de fazer uma das escolhas mais importantes de nossas vidas: podemos viver ancoradas na dor do passado ou largar nossos cântaros e ser livres para viver em Deus a abundância do futuro.

04

Ferida sarada, identidade restaurada

"Não se amoldem ao padrão deste mundo, mas transformem-se pela renovação da sua mente, para que sejam capazes de experimentar e comprovar a boa, agradável e perfeita vontade de Deus."(**Rm 12:2**)

Não se conforme!

Aquele que não se conforma, não se resigna e se revolta contra seu atual estado é quem é capaz de viver em Deus grande transformação, que chega a partir de uma mudança de mentalidade e visão a respeito de si mesmo e da vida. "Ferida sarada, identidade restaurada" é a declaração de que, somente a partir da cura, da restauração das emoções e da alma, podemos acessar nossa real identidade em Deus e encontrar nosso propósito, vivendo a plenitude da vida que Ele preparou para cada um de nós.

Tenho a convicção de que, se você chegou até aqui na leitura deste livro, carrega dentro de si a semente necessária, o desejo de ter a vida transformada, de deixar para trás toda a dor e assumir uma nova posição diante da vida. É tempo de se mover em direção ao novo, de sair desse lugar de estagnação. Mesmo que você encontre resistência, permaneça caminhando nesta estrada da restauração até chegar ao seu destino: uma vida plena, abundante, com verdadeira FELICIDADE.

Só com nossas feridas saradas podemos ter a identidade restaurada. Alguém que carrega dores sempre se enxergará a partir desse lugar; mas, quando nos permitimos receber a cura na jornada, dando acesso a Deus para que Ele venha nos sarar, passamos a ter outra perspectiva da vida e, principalmente, de nós mesmas. A sua visão a respeito de si muda à medida que você dá um novo significado a tudo que viveu no passado, toda a sua história. Quando você conhece a visão que o Pai tem de você, a percepção de que Ele acredita em você, que depositou qualidades únicas e preciosas aí dentro, seu presente e futuro são transformados.

A Bíblia conta, em Marcos 5,21-43, a história de uma menina que voltou a viver e de uma mulher que foi curada de uma enfermidade. Elas podem ser metáforas daquilo que vivemos hoje. Talvez, como a menina, você esteja morta por dentro, com seus sonhos enterrados e emoções completamente destruídas. Pode ser que já nem se reconheça mais, ou talvez seja algum de seus relacionamentos que já morreu. Quem sabe, de alguma forma, sua vida esteja parecida com a da mulher do fluxo de sangue, afastada, rejeitada. Ela já fez de tudo para ser curada, mas não encontrou nenhuma solução para a dor que carrega e não vê mais nenhuma possibilidade de mudar sua história, a não ser que vá ao encontro de Jesus.

No capítulo 5 do livro de Marcos, é narrada a história de uma menina de apenas 12 anos, filha única, que estava muito doente. Seu pai, Jairo, era um homem importante na cidade, mas abrira mão de seus títulos e posição e se ajoelhara diante de Jesus, pedindo que fosse com ele até sua casa para que tocasse na criança e ela fosse curada. Aquela menina era a alegria do pai, era quem trazia vida e sorrisos para a casa; ela significava todo o futuro de Jairo, seria a continuação de seu nome na terra, mas estava muito doente, prestes a morrer.

Durante a vida, carregamos no coração desejos, sonhos e, sobretudo, a vontade de ser feliz. Contudo, certos acontecimentos e circunstâncias vão adoecendo-o e deixando que a dor invada lugares onde antes havia felicidade. Nós a manifestamos às vezes sem sequer perceber, ficando sem forças diante da vida. Enxergamos ainda nossos sonhos – queremos nos casar, construir uma família feliz de comercial de margarina, ter um negócio, ser bem-sucedida, ter uma vida plena e abundante –, mas não temos força para alcançá-los e realizá-los. Toda a nossa perspectiva de futuro está, como a filha de Jairo, acamada, à beira da morte. O que podemos fazer? De que maneira mudar esse quadro?

Jairo foi até Jesus, pediu insistentemente que Ele curasse sua filha, e Jesus, em um ato de amor e compaixão, começou a caminhar com ele em direção à sua casa. Ou seja, para podermos salvar nossa perspectiva e felicidade, devemos fazer tal qual Jairo. Mesmo em meio à dor e frustração, não importa qual seja nosso atual estado de alma, devemos convidar Jesus para nos acompanhar e acessar o que precisa de cura em nossa vida.

Então, Jesus, amoroso, acompanha aquele homem. Ele não faz pouco caso, não ignora o pedido. Não, Jesus dá a Jairo a atenção de que ele precisa e lhe responde. Quando você vai até Jesus, Ele não é indiferente à sua dor. Ele olha em seus olhos e diz: "Eu vou com você". Ele se preocupa com a sua dor, com o seu futuro, com a sua necessidade. Volta o rosto para você, mesmo em meio a uma multidão; olha-a de maneira individual e única; conhece-a, conhece a sua história e o que a fez chegar até aqui. Ele se importa com você, se importa com sua dor.

Enquanto Jesus caminhava com Jairo, a multidão o apertava e, apesar de estarem com pressa, Jesus sentiu algo acontecendo naquele momento. Ele parou e, porque havia sentido poder saindo de Si, perguntou quem havia tocado em Seu manto. Logo descobriu que havia sido uma mulher que há doze anos sofria com hemorragia e já tinha gastado todos os seus recursos em busca da cura, mas cuja enfermidade só piorava. Talvez, como ela, você já tenha gastado todos os seus recursos emocionais para receber a cura e ter sua vida transformada; já tenha buscado em todos os lugares e em muitas pessoas, mas só tenha visto sua situação piorar. Contudo, aquela mulher carregava duas sementes poderosas que a fizeram acessar o milagre e que, tenho certeza, você também traz dentro de si: INCONFORMIDADE e FÉ.

Tremendo de medo, a mulher se apresentou a Jesus e contou sua história, testemunhando que, assim que tocara nas vestes Dele, fora instantaneamente curada. Uma dor que perdurara por doze anos fora cessada pela fé daquela mulher. Ela decerto pensou: "Se tão somente eu tocar na orla de Suas vestes, serei curada". A sua inconformidade a fez desejar a cura, e a sua fé a fez se mover em direção ao milagre.

Quando ela contou o que havia lhe acontecido, Jesus olhou em seus olhos e lhe disse: "Filha, a sua fé a curou! Vá em paz e fique livre do seu sofrimento!" (Mc 5:34). Ela recebeu muito além do que esperava naquele momento; havia buscado cura física, mas recebeu uma identidade. Era uma mulher excluída, afastada, que não podia se relacionar com as pessoas, pois as regras daquele período a impediam de tocar em qualquer um, por estar

52 Quando a alma cansa, Deus sustenta

impura. Ela recebeu a cura, a identidade e a filiação: agora ela era filha do Senhor. Diante de toda a cidade, a sua cura se manifestou, para que todos soubessem que ela estava acessando uma nova estação em Cristo, um novo lugar de aceitação e amor.

Há outro aspecto importante nessa história para o qual precisamos atentar: antes de poder curar a menina de 12 anos, Jesus precisou parar para curar a mulher que estava enferma há doze anos. Isso nos mostra que, para Deus intervir no seu futuro, primeiro Ele precisa intervir no seu passado. Primeiro, seu passado é curado e restaurado, para só então você estar apta a acessar o seu futuro.

No quinto capítulo do livro de Marcos, enquanto testemunhavam o milagre daquela mulher, chegaram pessoas vindas da casa de Jairo, com a triste notícia de que a menina não tinha resistido à espera e havia falecido. Jesus, porém, olhou para Jairo e disse: "Não tenha medo; tão somente creia" (Mc 5:36cd). Sabemos como é difícil permanecer crendo em meio à dor, às perdas e frustrações, mas Jairo seguiu caminhando com Jesus em direção à sua casa. Ele poderia ter agido de várias outras formas, mas permaneceu em humildade e fé.

Quando chegaram à casa, todos choravam a morte da menina. Jesus disse, então, que a menina não estava morta, apenas dormia. Nisso, todos começaram a rir Dele. No entanto, quando Deus olha para você, Ele não enxerga apenas o tempo presente, ele enxerga o seu futuro. Ele sabe aonde você vai chegar. Portanto, Jesus ordenou que saíssem todos, permanecendo apenas seus três discípulos e os pais das crianças. Devemos refletir com isso acerca de quem deve de fato estar conosco nos dias difíceis e nos abundantes. Afinal, ali, além dos pais da criança, acompanhavam Jesus apenas os destinatários do milagre: Pedro, a rocha e fortaleza de que precisamos nos dias difíceis; Tiago, cujo nome é uma variante de Jacó, aquele cuja história Deus mudara; e João, aquele que recebeu a revelação do que estava por vir. Ou seja: coragem, transformação e revelação estão com Cristo em nossa vida, para que acessemos o milagre.

Jesus olhou para a menina e a chamou. Ele a tomou pela mão e disse: "*Talita cumi*", que significa "Menina, eu lhe ordeno, levante-se!" (Mc 5:41d). Deus segura hoje seu futuro nas mãos Dele. Ele tem seus sonhos, projetos e promessas e está lhe dando o comando para que você se levante, se coloque de pé e se posicione, pois você já acessou o lugar de cura do passado e está apta a viver a jornada em direção ao futuro.

A chave para a cura está em convidar Jesus para acessar a intimidade de nossa vida e ter a humildade que nos permite ser vulneráveis diante Dele. Jairo era grande diante dos homens, mas se permitiu ser pequeno diante de Cristo. Em uma era de redes sociais, em que todos expõem uma vida perfeita, corremos o risco de entrar no âmbito da comparação e acreditar que vulnerabilidade é fraqueza; mas acredite: é força.

A autora Brené Brown, no livro *A coragem de ser imperfeito*, ensina com maestria o poder e a força que existem na vulnerabilidade. Segundo o dicionário *Michaelis*, vulnerabilidade é estar vulnerável, suscetível a ser ferido ou sujeito a críticas por apresentar falhas.[17] Segundo Brené, "é verdade que quando estamos vulneráveis ficamos totalmente expostos, sentimos que entramos numa câmara de tortura (que chamamos de incerteza) e assumimos um risco emocional enorme. Mas nada disso tem a ver com fraqueza".[18] Se não sairmos desse lugar de medo de nos expor, de vergonha, não seremos capazes de acessar a verdadeira felicidade. "Sentir é estar vulnerável."[19]

Diante de Deus, de Cristo, podemos – na verdade, precisamos – ser vulneráveis. Expor nossas dores, nossas fraquezas, nossas necessidades é abrir o coração sem carregar o peso da vergonha, que grita aos seus ouvidos que você não é boa o suficiente para se achegar a Ele, ou para ter uma vida plena e abundante. Quando nos apresentamos diante Dele, sem pesos, sem vergonha, sem desculpas, sem amarras em nosso coração, sem preconceitos, mas com humildade, isso chama a Sua atenção, faz com que Ele pare tudo para nos ouvir e venha nos ajudar. A vulnerabilidade diante de Deus é um convite para que Ele visite e faça morada nos lugares de nossa vida que precisam ser acessados por Ele.

---

[17] VULNERABILIDADE. *In*: MICHAELIS. Melhoramentos, c2025. Disponível em: https://michaelis.uol.com.br/ busca?id=w4yE7. Acesso em: 6 fev. 2025.

[18] BROWN, B. **A coragem de ser imperfeito**. Rio de Janeiro: Sextante, 2013, p. 30.

[19] *Ibid.*, p. 27.

Deus deseja restaurar você, escrever uma nova história, fazer com que você alcance a versão original que Ele projetou para você, a inteireza do projeto que Ele desenhou. Ele não quer que você acesse apenas partes, e sim a completude da vida plena, do Shalom, onde não há nada quebrado, nada faltando e nada fora do lugar. A ferida sarada a leva a uma identidade restaurada.

Mas por onde começar, de modo prático, a viver toda essa transformação? Como encontrar resposta para tantas perguntas?

Romanos 12,2 diz: "Não se amoldem ao padrão deste mundo, mas transformem-se pela renovação da sua mente, para que sejam capazes de experimentar e comprovar a boa, agradável e perfeita vontade de Deus". Ou seja, a chave de nossa mudança de vida está na mudança de mentalidade, a partir da renovação da nossa mente. Nossos pensamentos geram sentimentos e padrões de comportamento. À medida que eles são mudados, existe uma alteração naquilo que sentimos e na maneira como agimos. Para que você consiga visualizar ainda melhor tudo isso, trago a mesma passagem, mas agora na versão *A Mensagem* da Bíblia:

> Não se ajustem demais à sua cultura, a ponto de não poderem pensar mais. Em vez disso, concentrem a atenção em Deus. Vocês serão mudados de dentro para fora. Descubram o que ele quer de vocês e tratem de atendê-lo. Diferentemente da cultura dominante, que sempre os arrasta para baixo, ao nível da imaturidade, Deus extrai o melhor de vocês e desenvolve em vocês uma verdadeira maturidade. (**Rm 12:2**)[20]

A transformação acontece de dentro para fora. Você não conseguirá agir diferente, sentir-se diferente, viver a cura e a restauração, se não começar pela raiz, pelos pensamentos. Descobrir o que Deus quer só é possível a partir de um relacionamento com Ele, e a cura só pode ser encontrada Nele. Enquanto a cultura dominante arrasta você para baixo, a cultura do céu o eleva, faz com que você pense além das possibilidades e enxergue uma vida em um padrão abundante e pleno. Deus extrai de você sua melhor versão e

---

[20] PETERSON, E. **A mensagem**: Bíblia em linguagem contemporânea. São Paulo: Vida, 2021.

o leva à perfeita maturidade. Essa mudança na forma de pensar, essa metanoia, é uma quebra de paradigmas, de padrões que se repetiram por muitos anos; mas, a partir desse relacionamento com Deus, de enxergar a si mesma pelas lentes Dele, é que podemos mudar a maneira como nos enxergamos e passamos a viver o projeto de vida que Ele preparou para nós.

Meu esposo é arquiteto, e eu me impressiono com a habilidade que ele tem de olhar para uma planta baixa, que são apenas riscos e linhas para mim, e visualizar o projeto pronto, como se as paredes já estivessem de pé, como se ele estivesse caminhando em cada ambiente. Deus é o arquiteto da criação, Ele projetou todo o mundo, e projetou você, de maneira única e singular. Ele desenhou um lindo plano, traçou cada linha da sua história com amor e beleza, e, quando olha para você, ainda que o projeto esteja muito longe da conclusão, Ele é capaz de enxergar cada detalhe como se já tivesse se realizado. Ele não a olha definindo-a por seus erros ou suas dores; quando Ele olha para você, vê o projeto que desenhou, vê uma linda história de alegria, paz e vida abundante.

Contudo, a fé sozinha não é capaz de alterar sua trajetória. Deus só pode agir em sua vida se assim você o permitir. Portanto, você precisa mudar o pensamento. Não se esqueça: é a mente que controla o cérebro, não o contrário. Você é capaz de transformar seu cérebro. A dra. Caroline Leaf, pesquisadora em Neurociência, afirma isso em seu livro *Seu perfeito você*,[21] no qual apresenta a Teoria Geodésica, que, resumidamente, divide a mente em consciente e inconsciente, e nos diz que o processamento das informações, por meio do pensamento atento e intencional, afeta a estrutura cerebral.

Assim, de acordo com a dra. Leaf, seu cérebro sofre mudanças estruturais e funcionais a cada pensamento, sentimento e escolha de sua parte. Todas as ações desencadeiam uma reação do cérebro; então, se há mudança no comportamento e intelecto, também haverá mudança no cérebro, a qual será expressa por palavras e ações.

Ela também afirma que uma das ferramentas fundamentais para se ter controle da própria vida é reconhecer o poder que seu próprio cérebro tem.

---

[21] LEAF, C. **Seu perfeito você**. Brasília: Chara, 2020.

E é uma escolha a ser feita: você precisa *escolher ver* o poder de sua mente, e então será capaz de transformar todo o seu mundo. Você precisa se ver como Deus a vê, precisa ver como é perfeito o trabalho Dele. A doutora cita, no livro, a seguinte passagem: "Eu te louvo porque me fizeste de modo especial e admirável. Tuas obras são maravilhosas! Disso tenho plena certeza" (Sl 139:14). Uma vez que você tenha também essa certeza, passará a perceber o universo de um jeito diferente.

O que Paulo havia ensinado aos Romanos é estudado e afirmado pela ciência. A restauração das emoções está em mudar a maneira de pensar a respeito do passado, de si, dos outros e de Deus. Deus deseja mudar sua história, Ele deseja curar e restaurar você, mas tudo depende dos passos que você quer dar em direção a essa jornada. Ele nos deu o livre-arbítrio e a possibilidade de fazer escolhas. Acessar tal lugar de cura Nele depende do seu "sim", da sua decisão de colocar o pé nesse caminho e nele permanecer. Haverá momentos difíceis em que desistir parecerá a melhor opção; mas, se você persistir e assumir o compromisso com Deus e consigo mesma de viver essa jornada de cura até o fim, eu tenho a convicção de que não será mais a mesma.

A questão, contudo, é que a tristeza e o sofrimento podem, por mais estranho que pareça, ser um lugar reconfortante para você. Afinal, é o lugar que já conhece. Partir para a jornada de cura é ir por um caminho desconhecido, por mais que você já tenha uma boa noção de qual será o destino. Seguir esse caminho com Deus implica também que você saia de sua zona de conforto, a qual, segundo Paulo Vieira, é "a combinação de várias mentiras paralisantes com prazo de validade vencido".[22] Então, pergunto: até quando você vai permanecer nesse lugar conhecido, mas doloroso? Quando você vai obter a convicção de que Ele já preparou o melhor da vida para você e caminhará rumo ao desconhecido?

Pode até ser que a jornada doa e seja desafiadora, mas ela vai curá-la, vai fazer com que você encontre a melhor versão de si mesma. Temos de nos perguntar o que, lá no futuro, queremos ter gravado em nossa memória. Aquilo em que mais colocarmos nosso foco, segundo a dra. Caroline Leaf,

---

[22] VIEIRA, P. **O poder da ação**: faça sua vida ideal sair do papel. São Paulo: Gente, 2015.

influenciará nossas perspectivas e sistemas de crença. Assim, o que você quer deixar que tenha efeito sobre sua vida futura?

Seu primeiro passo é a decisão de mudar de vida. Mergulhe profundamente em um relacionamento com Deus, conheça seu Criador e, desse modo, poderá conhecer a si mesma. Mude a mentalidade, a forma de pensar e enxergar, pois, a partir disso, estará pronta para dar mais um passo rumo à jornada de autodescoberta e cura.

Existem dois caminhos à sua frente, e aquele que você escolher hoje será o que a levará ou ao lugar que você sabe ser de dor, ou ao da vida plena e abundante, onde você sabe quem é em Cristo, onde a versão original do projeto de Deus se manifesta na Terra, para que todos vejam e para que o nome Dele seja glorificado através de você.

Para que mudanças aconteçam em nossas vidas, é necessário assumirmos um compromisso com Deus e conosco de que estamos dispostas e decididas a nos permitir viver o processo da mudança. Você pode ler este livro e colocá-lo na prateleira como mais um livro lido ou pode fazer dele uma ferramenta de transformação. Por essa razão, quero convidá-la a fazer uma oração e assumir esse compromisso, por meio da carta a seguir, permitindo-se viver de modo completo, integral, toda essa jornada; assim, você comunicará sua decisão a Deus e a si mesma, fazendo com que sua mente e emoções estejam alinhadas a esse propósito.

Carta de compromisso

Eu, _____, assumo o compromisso de viver uma jornada de cura e restauração. Ainda que não seja fácil, não vou desistir, permanecerei no caminho até ver brilhar a luz da esperança na minha janela. Estou determinada a seguir, renunciando a todo o passado de dor, trocando as lentes com que enxerguei a vida até aqui. Não sou mais vítima, não carrego mais vergonha. Aqui, hoje, abro mão de todo peso, entrego toda a bagagem para Deus e permito que Ele acesse os lugares mais escondidos do meu coração.

Deus, dou a Ti liberdade para visitar lugares que antes eu não permitia serem acessados, seja por medo, seja por dor; declaro a minha confiança em Ti, na certeza de que o Senhor tem um lindo projeto para mim, de que a minha história será escrita para testemunhar esse Deus que muda vidas, que restaura e que sara corações.

Se até aqui eu era alguém que parava tudo o que começava, declaro que seguirei firme até o fim, até ver completa a obra que Deus deseja fazer em mim.

05

Paternidade de Deus

Cresci com uma referência completamente distorcida a respeito de quem Deus era e de como poderia ser meu relacionamento com Ele. A natureza de Deus é a paternidade, e é assim que Ele deseja se revelar a nós, mas o fato de ter uma referência de pai terreno que me gerou dor, insegurança e medo fez com que eu construísse a mesma imagem a respeito de Deus.

Para mim, Deus era poderoso, soberano, grandioso, um Senhor que estava assentado em um trono, mas que não se importava comigo. Quando eu orava, dizia assim: "Senhor Deus Poderoso", porque era essa a visão que tinha Dele. Muitas vezes eu tinha raiva de Deus pois, se Ele era tão poderoso, por que não mudava as circunstâncias dentro da minha casa? Por que Ele não mudava meu pai? Por que não tínhamos uma vida melhor? Eram tantas perguntas e questionamentos dentro de mim! E tudo isso era respondido pelas lentes de alguém que carregava mágoas e dores profundas. Hoje entendo que tudo que suportei forjou meu caráter e minhas qualidades e que, graças a tantos desafios, me tornei quem sou, mas, à época, era difícil enxergar isso.

A verdade é que eu sempre tinha me relacionado com Deus como alguém distante e indiferente à minha dor. Eu não era capaz de chamá-Lo de "Pai", apesar de saber o que a Bíblia dizia. Eu simplesmente não conseguia. No fundo, me sentia sozinha, achava que ninguém, inclusive Deus, se preocupava comigo, ainda mais a ponto de mudar minhas circunstâncias. Eu continuava vivendo um inferno dentro de casa, e minha referência de pai era distorcida o bastante para eu achar que aquela paternidade distante de

Deus era algo bom. O medo, a raiva e a mágoa que eu tinha do meu pai eram refletidos no meu relacionamento com Ele.

Eu só não sabia que isso estaria prestes a mudar. Quando tinha perto de 20 anos, após um culto na igreja, estava conversando com meus amigos. Então, o pastor se aproximou de nós, virou-se para mim e disse: "Deus sabe que você não consegue se relacionar com Ele como pai porque o seu pai terreno quebrou a referência que deveria ter desse papel. Mas, a partir de hoje, Ele vai começar a se revelar a você como um bom pai, e você passará a conhecê-Lo como Ele realmente é: um bom pai, que a ama". Talvez as pessoas à minha volta não compreendessem o motivo de eu estar chorando tanto naquele momento, mas só Deus e eu sabíamos o nível de cura e de restauração de que eu precisava; enquanto por fora parecia estar tudo bem, por dentro e em casa estava tudo quebrado.

Naquele momento, Deus me deu um vislumbre dos processos que eu viveria para receber a revelação da paternidade Dele. Falo "revelação" porque não é algo que se aprende apenas lendo um livro ou ouvindo uma pregação: você precisará mergulhar fundo no conhecimento próprio e de Deus para que receba essa mesma revelação de quem Ele é e quanto Ele ama você.

Pode ser que você tenha vivido até aqui um relacionamento completamente distante de Deus, que tenha medo Dele ou do inferno, que a sua referência paterna não tenha sido tão ruim quanto a minha. Apesar disso, talvez você também não consiga se sentir à vontade para chamá-Lo de Pai. Ou talvez até O chame, mas não consiga se sentir amada por Ele, não consiga sentir a medida de Seu amor.

Nosso referencial de figura paterna interfere muito no nível de relacionamento que temos com Deus, e talvez por isso o Inimigo tenha atacado tanto as famílias, principalmente a figura masculina. Hoje, temos muitas mulheres fortes e homens fracos. Não nos posicionamos como Deus nos convidou a fazer. Vemos muitos homens abandonando suas famílias, gerando um padrão de repetição familiar em que os filhos perdem completamente o ponto de segurança e referência e não conseguem se relacionar ou confiar em Deus. Todo o processo que vivi para enxergar a paternidade de Deus levou bastante tempo e foi construído a partir do relacionamento diário e contínuo com Ele. É necessário quebrar barreiras e mudar a forma de pensar para que seja gerada essa conexão sem precedentes em sua vida.

Existe uma vida abundante para você, uma nova estação batendo à sua porta, cura e restauração prestes a invadirem sua vida, mas isso só poderá acontecer a partir do momento que você receber e reconhecer Deus como pai. Para isso, é necessária uma mudança de pensamentos e de visão; é preciso revelação e compreensão. E a jornada só pode começar com o reconhecimento dessa necessidade. Tudo o que vamos viver nessa caminhada só será possível com a companhia do Pai; sozinhas, não conseguimos vencer as dores, derrotar as mentiras de Satanás e acessar as novas páginas da nossa história. É imprescindível darmos as mãos para Ele, receber Seu amor, permitir que Ele venha acessar as dores mais escondidas em nossa alma.

Como isso fará diferença em sua vida? Entenda que pai é aquele que traz provisão, proteção, IDENTIDADE, que aponta o propósito e o caminho. Como já tratamos aqui, a maneira como o pai trata uma criança estabelece a maneira como ela se enxerga, então a sua identidade é formada a partir desse relacionamento. Por isso, quando um pai não cumpre seu papel de proteger ou dar segurança, seja colocando a criança em risco, seja ficando ausente, isso gera transtornos quase irreparáveis.

Somente Deus pode reescrever essa história e dar um novo significado a nossas vidas, restaurando o coração despedaçado pelas dores vividas. Fomos criadas para ter um relacionamento com Deus, e o pecado do homem, lá no Jardim, quebrou essa conexão. Aquilo que deveria ser natural para nós, agora requer, por causa do pecado, nosso esforço em direção ao Pai. Só somos completas se estivermos conectadas a Ele.

O livro *Sozo*, de Dawna de Silva e Teresa Liebscher,[23] é um grande manual de cura e restauração a respeito da paternidade de Deus. Ele foi transformador em minha vida. No capítulo 7, elas falam sobre desfazer as mentiras que contamos a nós mesmas ou as que o Diabo tenta nos fazer acreditar. Satanás é o pai e a origem de toda mentira, e, à medida que acreditamos nele, nos afastamos da verdade de Deus. O Diabo exerce influência sobre nossas vidas quando damos espaço ao pecado, cedemos às tentações e damos legalidade

---

[23] SILVA, D.; LIEBSCHER, T. **Sozo**. Brasília: Chara, 2018.

para que ele ministre sobre nossas emoções e pensamentos. A maioria das mentiras acontece em um nível subconsciente, e isso influencia a maneira como vemos a vida. São lentes que distorcem a realidade. Segundo Dawna e Teresa, as principais são: mentalidade de vítima, tristeza/desencorajamento e medo/autopromoção.

> Enquanto a mentalidade de vítima diz: Nada vai dar certo. Todos são abençoados, menos eu. Minha vida sempre será muito difícil. A tristeza e o desencorajamento dizem: As pessoas existem apenas para me desapontar. Às vezes é muito difícil sair da cama. Ninguém me entende. Já o medo/autopromoção dizem: Se Deus não vai me promover, quem vai? Eu simplesmente não tenho favor suficiente de Deus. Se eu trabalhar duro o bastante, então Deus me promoverá.[24]

Como sair desse estágio? Como mudar as lentes com as quais enxergamos a vida? O que é preciso fazer para receber a revelação da paternidade de Deus? Tudo isso começa pela consciência de que a revelação é algo que só Ele pode lhe dar e que você precisa desejá-la, pois Deus não fará nada por força nem por violência. É uma revelação dada pelo Espírito Santo de Deus.

Ele deseja restaurar as pontes que nos conectam ao Seu coração. Deseja manifestar Sua paternidade, declarar a sua identidade, apontar o seu propósito, direcionar seus passos e dar a você uma vida abundante.

Em resumo, há quatro passos para poder caminhar pela jornada rumo à cura e aos braços do Pai:

1. Receba a verdade de Deus, a partir da Sua Palavra.
2. Reconheça a necessidade de mudar a maneira como você vê Deus ou se relaciona com Ele.
3. Deseje essa revelação. Busque-a a partir de um relacionamento com Deus.
4. Abra mão das mentiras de Satanás.

---

[24] SILVA, D.; LIEBSCHER, T. *op. cit.*, p. 118.

A paternidade e o amor de Deus

A oração do Pai-Nosso, em Mateus 6:9-13, é a expressão do maior desejo de Deus a respeito do nosso relacionamento com Ele. Ele quer que o chamemos de Pai. Seu desejo é ter conosco um relacionamento profundo, exatamente como o de filhos com um bom pai. Ele deseja nos revelar a sua referência, o seu padrão de paternidade, de amor e cuidado. Ele é pai de nós todos, não apenas de alguns. Ele é pai de quem o receber como tal e habita no céu, mas vem se fazer presente na terra à medida que o convidamos e dizemos: "Venha o teu Reino"! (Mt 6:10a).

Eu tenho quatro filhos e conheço as debilidades deles, sei os desafios que passo com eles e suas imperfeições, porém isso não diminui o tamanho do meu amor por cada um. Sei quem eles são e sei que suas falhas não determinam suas identidades; eles são muito mais do que os erros cometidos. Esse é o olhar de Deus para nós. Podemos entristecê-lo com nossos erros ou com nossa distância, mas Seu amor revela quem de fato somos. Talvez você não se sinta merecedora de amor, de atenção ou de bênçãos. Talvez suas limitações emocionais gritem dentro de sua alma que você não é boa o suficiente para ser chamada de filha de Deus, e, de fato, nunca seremos boas o suficiente. Jamais seremos perfeitas o suficiente, jamais seremos merecedoras o suficiente. Entretanto, não se trata de merecimento, Ele simplesmente escolheu nos amar, apesar de quem somos. É um amor incompreensível, inexplicável, impagável.

> **"Graça significa que não há nada que possamos fazer para Deus nos amar mais. [...] E a graça significa que não há nada que possamos fazer para Deus nos amar menos."**
>
> Philip Yancey[25]

---

[25] YANCEY, P. **Maravilhosa graça**. São Paulo: Vida, 1999, p. 59.

Não existe amor mais perfeito que o Dele por você, e talvez você tenha vivido até aqui sem usufruir da realidade desse amor, porque foi ferida e não consegue se permitir ser amada, talvez porque não se sinta merecedora, mas Ele a ama e sempre amou. Em seus momentos mais difíceis, Ele estava lá, passando por tudo com você. Mesmo nos momentos de maior dor, Ele passou por todas as dores com você, e não há nada que possa a separar desse amor, a não ser a sua escolha de não se aproximar Dele.

Há algum tempo, em um de meus dias difíceis, recebi na internet este texto, de autoria desconhecida, e quero muito compartilhá-lo com você:

Carta de amor do pai

Meu Filho,

Você pode não me conhecer, mas Eu sei tudo sobre você (Sl 139:1). Sei quando se assenta, e quando se levanta (Sl 139:2). Conheço bem os seus caminhos (Sl 139:3) e até os cabelos da sua cabeça são todos contados (Mt 10:29-31), pois você foi feito a minha imagem (Gn 1:27). Em mim você vive, se move e tem existido, pois você é a minha descendência (At 17:28).

Eu o conheci mesmo antes que você existisse (Jr 1:4-5), escolhi você quando planejava a criação (Ef 1:11-12). Você não foi um erro, pois todos os seus dias estão escritos no Meu Livro (Sl 139:15-16). Determinei o momento exato do seu nascimento e onde você viveria. Você foi feito de forma admirável e maravilhosa (Sl 139:14). Formei você no ventre da sua mãe (Sl 139:13) e o tirei do ventre da sua mãe no dia do seu nascimento (Sl 71:6).

Tenho sido mal representado por aqueles que não me conhecem (Jo 8:41-44). Não estou distante e zangado, pois sou a expressão completa do AMOR (1Jo 4:16). E o Meu desejo é derramar o Meu AMOR sobre você, simplesmente porque você é Meu filho e Eu sou seu Pai (1Jo 3:1). Ofereço a você mais que o seu pai terrestre jamais poderia oferecer (Mt 7:11), porque sou o Pai perfeito (Mt 5:48). Cada bom presente que você recebe vem da minha mão (Tg 1:17), pois sou o seu provedor e supro todas as suas necessidades (Mt 6:31-33).

Meu Plano para o seu futuro tem sido sempre cheio de esperança (Jr 29:11), *porque eu o* AMO COM AMOR *eterno* (Jr 31:3). *Meus pensamentos sobre você são incontáveis como a areia da praia* (Sl 139:17-18). *Eu me regozijo sobre você com cânticos* (Sf 3:17). *Nunca vou parar de fazer o bem para você* (Jr 32:40), *porque você é o Meu tesouro mais precioso* (Êx 19:5).

Desejo estabelecê-lo com todo o Meu coração, toda a minha alma (Jr 32:41). *Quero lhe mostrar coisas grandes e maravilhosas* (Jr 33:3). *Se você me buscar de todo o coração, me encontrará* (Dt 4:29). *Deleite--se em mim, e lhe darei os desejos de seu coração* (Sl 37:4), *pois fui Eu quem colocou esses desejos em você* (Fp 2:13).

Sou capaz de fazer mais por você do que pode imaginar (Ef 3:20), *pois sou seu maior encorajador* (2Ts 2:16-17). *Sou também um Pai que conforta você em todas as suas dificuldades* (2Co 1:3-4). *Quando seu coração está quebrantado, estou perto de você* (Sl 34:18). *Como um pastor carrega um cordeiro* (Is 40:11), *Eu carrego você perto do Meu coração. Um dia enxugarei todas as lágrimas dos seus olhos e afastarei de você toda dor que tenha sofrido nessa Terra* (Ap 21:3-4).

Sou o seu Pai, AMO *você, assim como Meu Filho Jesus* (Jo 17:23), *pois em Jesus o Meu* AMOR *por você é revelado* (Jo 17:26), *Ele é a representação exata do que sou* (Hb 1:3). *Ele veio para demonstrar que Eu estou com você* (Rm 8:31), *e não contra, e também para lhe dizer que não estou contando os seus pecados* (2Co 5:18-19). *Jesus morreu para que você e Eu pudéssemos ser reconciliados* (1Jo 4:10), *Sua morte foi a expressão suprema de Meu* AMOR *por você* (Rm 8:31-32). *Desisti de tudo que amava para que pudesse ganhar o seu amor.*

Se você receber o presente de Meu Filho Jesus, você recebe a mim (1Jo 2:23), *e nada poderá separá-lo do Meu amor outra vez* (Rm 8:38-39). *Venha para casa, vou fazer a maior festa que o céu já viu* (Lc 15:7)!

Eu sempre fui Pai e sempre serei Pai (Ef 3:14-15).

Minha pergunta é: Você quer ser o Meu filho (Jo 1:12-13)?

Pois estou esperando por você (Lc 15:11-32).

Com AMOR,
Seu Pai, DEUS
(Autor desconhecido)

Mude seu relacionamento com Ele

"Há em Jerusalém, perto da porta das Ovelhas, um tanque que, em aramaico, é chamado Betesda, tendo cinco entradas em volta. Ali costumava ficar grande número de pessoas doentes e inválidas: cegos, mancos e paralíticos. Eles esperavam um movimento nas águas. De vez em quando descia um anjo do Senhor e agitava as águas. O primeiro que entrasse no tanque, depois de agitadas as águas, era curado de qualquer doença que tivesse. Um dos que estavam ali era paralítico fazia trinta e oito anos. Quando o viu deitado e soube que ele vivia naquele estado durante tanto tempo, Jesus lhe perguntou: 'Você quer ser curado?'. Disse o paralítico: 'Senhor, não tenho ninguém que me ajude a entrar no tanque quando a água é agitada. Enquanto estou tentando entrar, outro chega antes de mim'. Então Jesus lhe disse: 'Levante-se! Pegue a sua maca e ande'. Imediatamente o homem ficou curado, pegou a maca e começou a andar. Isso aconteceu num sábado." (**Jo 5:2-9**)

Nessa história do livro de João, há uma questão muito curiosa a ser notada. Ao chegar àquele lugar, em meio a tantas pessoas doentes, Jesus olhou para aquele homem e perguntou se ele queria ser curado. Para quem vê de fora, parece óbvia a necessidade de cura dele. É claro que uma pessoa naquele estado precisava ser curada. Mas o problema era que ele já tinha se acostumado tanto com aquela realidade, que não reconhecia mais qual era a sua verdadeira necessidade. Tanto assim é que, quando Jesus lhe fez a pergunta, ele rapidamente encontrou desculpas ou justificativas para estar naquele estado, mas não respondeu ao que Jesus havia perguntado.

Podemos tentar achar soluções para o caso desse homem, pensando algo como: *Se eu estivesse com uma necessidade tão grande como a dele, dormiria à beira do tanque para ser a primeira a me jogar*. Mas será que, na situação dele, veríamos essa possibilidade? Como é fácil enxergar solução para os problemas dos outros! Contudo, em nossas vidas, fazemos muitas vezes como esse homem. Temos necessidade de ser curadas, restauradas em alguma área da nossa vida, mas nos sabotamos, encontramos desculpas para permanecer no lugar da dor. Talvez porque tenhamos nos acostumado ao lugar de vítima ou porque não nos achemos boas ou dignas o

Paternidade de Deus **67**

suficiente para acessar a cura. Talvez enxerguemos com aquelas lentes distorcidas que só nos fazem perceber coisas ruins acontecendo à nossa volta, impedindo-nos de visualizar as possíveis soluções.

Esse mesmo Jesus está diante de você e pergunta: "Você quer ser curada?". Responda sem rodeios, sem desculpas, sem acomodação. "Você está disposta a caminhar em direção ao Pai, conhecê-Lo verdadeiramente, de maneira íntima e profunda, reconhecendo quais são suas reais necessidades e abrindo o seu coração para Ele? Deus sempre será educado e só acessará lugares aos quais é convidado, inclusive o seu coração, sua vida, sua história. A maior declaração de amor que Ele faz à humanidade é o livre-arbítrio que nos deu. Seria muito mais fácil para Ele decidir tudo por nós, mas Ele abriu mão desse controle a fim de nos permitir fazer as nossas escolhas, e este é o maior poder que você tem: ESCOLHER. Ele está a apenas um passo de distância de você e, à medida que se achega a Ele, Ele se achegará a você. Ele já deu o primeiro passo, enviando Jesus para morrer na cruz, e o próximo é nosso.

Busque essa revelação

É importante deixarmos claro nosso desejo, nos movermos em direção a Deus, não apenas porque precisamos, mas porque desejamos caminhar com Ele, desejamos nos aproximar Dele, desejamos mudar nosso nível de relacionamento com o Pai.

Ninguém está tão longe de Deus que não possa se aproximar. Ninguém está tão perto de Deus que não possa se aproximar mais.

Seja intencional em sua busca por Ele. Sua vida será transformada à medida que se aprofunda nesse relacionamento. É apenas quando O conhece que você pode conhecer e receber sua identidade. Ele está disponível para os que O buscam, está acessível para os que O procuram.

"'Vocês me procurarão e me acharão quando me procurarem de todo o coração. Eu me deixarei ser encontrado por vocês', declara o Senhor, 'e os trarei de volta do cativeiro. Eu os reunirei de todas as nações e de todos os lugares para onde eu os dispersei e os trarei de volta para o lugar de onde os deportei', diz o Senhor." (Jr 29:13-14)

"Peçam, e lhes será dado; busquem, e encontrarão; batam, e a porta lhes será aberta. Pois tudo o que pede, recebe; o que busca, encontra; e àquele que bate, a porta será aberta." (**Mt 7:7-8**)

Seu nível de busca determina seu nível de revelação.

Você pode se aplicar em uma busca intensa ou ter um relacionamento medíocre – palavra que, dentre os significados possíveis, pode se referir àqueles que vivem aquém do que poderiam viver. Isso é uma escolha em seu nível de relacionamento com Deus. Você pode conhecer apenas o Jesus histórico, o Deus distante, ou pode conhecer o Deus Pai, o Jesus real, amigo próximo. Você escolhe se vai à igreja apenas para cumprir um protocolo ou receber bênçãos ou não ir para o inferno; ou então para aprender mais sobre Deus. Você escolhe se deixará sua Bíblia aberta no Salmo 91 apenas juntando poeira ou se vai ler somente quando estiver com medo de algo, ou você pode ter um relacionamento próximo e íntimo com Deus, lendo a Palavra, meditando na Palavra, declarando a Palavra, fazendo dela seu manual de instruções, conhecendo o Pai a partir da revelação da Palavra.

A oração não deve ser uma obrigação, mas uma conversa com Deus Pai. Ele precisa ter o primeiro lugar em nossa vida, em nosso coração, em nosso dia, em tudo o que fazemos. Ele deseja fazer parte de nossa vida, até mesmo nas coisas mais simples. Construir um relacionamento com Ele requer dedicação, tempo e entrega. Você só poderá conhecê-Lo de fato se decidir buscá-Lo e for constante nessa busca. Oração e leitura da Palavra serão o acesso para esse lugar em Deus. Converse com Ele, peça a revelação do Espírito Santo quando ler a Bíblia, estude para que o Senhor possa ir até seu interior e invadir as fontes de sua vida.

Tire sempre alguns minutos de seu dia para orar e conversar com Deus, do seu jeito, com suas palavras. Comece com 5, 10 ou 15 minutos e vá aumentando aos poucos, à medida que sentir necessidade. Depois dessa conversa, leia a Bíblia; escolha uma passagem e a leia em meditação, refletindo sobre ela, procurando que aprendizado ela está trazendo a você e como ele pode ser aplicado no dia a dia. Anote aquilo que chamar mais sua atenção. Depois, se quiser, pode complementar tudo isso assistindo a alguma ministração, mas lembre-se de que o mais importante é procurar esse relacionamento direto na fonte. Talvez, nos primeiros dias, você siga a rotina com mais disciplina, mas vá perdendo o hábito aos poucos. Não permita que isso aconteça. Permaneça, seja constante. Vai chegar o tempo em que você vai amar tanto esse "lugar", que não vai querer sair. Inclua Deus em tudo que você fizer durante o dia, sejam suas atividades domésticas ou seu trabalho. Lembre-se de que habitamos na presença, ela não é um lugar no qual entramos e saímos. Além disso, não se esqueça de que uma das coisas mais valiosas que temos hoje se chama TEMPO. Por isso, temos de passar tempo de qualidade com aqueles que nos são importantes. Encontre tempo de qualidade para passar com Deus.

Lembro-me de que, em meio ao meu processo de cura, comecei a amar demais ler a Palavra; e eu queria entender e receber uma nova revelação. Eu só tinha silêncio em casa durante a madrugada, então comecei a me levantar quando todos estavam dormindo. Pegava minha Bíblia e a abraçava, por vezes a colocando em cima da cabeça, então chorava e pedia a Deus que me revelasse Sua Palavra, pois eu queria mais. Até hoje oro para que, assim como Moisés, eu possa contemplá-Lo. Eu quero conhecê-Lo mais do que tudo, quero uma revelação nova e mais profunda Dele. Não quero viver no mesmo lugar, eu sei que há mais.

Não dê ouvidos às mentiras do Diabo

Satanás é o pai das mentiras, e ele sabe muito bem como trabalhar com elas de modo sutil, fazendo-a acreditar que você é o que seu passado diz a seu respeito, que você é aquilo que disseram que é, que não merece, não consegue, não é capaz. Ele ministra em sua área de dor, prendendo você ali e fazendo com que acredite que sua identidade é declarada a partir de seu passado ou de seus erros.

O pastor Marcos de Souza Borges (Coty), no livro O *avivamento do odre novo*,[26] fala sobre o plano de Satanás de destruir nossa autoestima por meio da rejeição, traçando seus ataques a partir de nossas necessidades e fraquezas. Ele usa a necessidade espiritual do ser humano para apresentar uma religião

---

[26] BORGES, M. de S. **O avivamento do odre novo**. Almirante Tamandaré, Jocum, 2011.

ou filosofia que é contra a Palavra. Usa as necessidades emocionais, como o desejo de receber amor e afeto, de querer pertencer a algum lugar. O Inimigo calcula seus ataques para nos acertar sempre na mesma área de fragilidade, tornando aquela dor uma crença, uma rejeição e uma parte de nós. Ele é como um lutador que, ao descobrir o ponto fraco do oponente, bate seguidas vezes no mesmo lugar.

O Diabo nos faz acreditar que Deus não é um bom pai, que não podemos acessar um nível mais alto de intimidade com Ele. Mas o Diabo é mentiroso e já foi derrotado. Para vencer suas mentiras, lembre-se do capítulo anterior, em que falamos sobre a mudança de mentalidade e de pensamento. Precisamos substituir tais mentiras por verdades que já foram declaradas a nosso respeito. Somos quem o nosso Criador diz que somos. Não queremos mais habitar na terra da dor, mas no lugar de comunhão com Ele.

Lembra da história de Mefibosete, que dividi com você no Capítulo 2? Ele era neto do rei Saul e, quando já estava adulto, vivendo rejeitado em um lugar esquecido, apareceu à sua frente o rei Davi dizendo que lhe devolveria todos os bens e posses que pertenciam à sua família. Contudo, Mefibosete, tão devastado pela dor da rejeição e das mentiras de Satanás, prostrou-se e perguntou: "Quem é o teu servo, para que te preocupes com um cão morto como eu?" (2Sm 9:8bc).

Perceba a ideia que ele tinha a respeito de si mesmo, a ponto de se comparar com um "cão morto". A maneira como ele se enxergava estava tão abaixo do que o rei pensava sobre ele, que sequer acreditava naquilo que estava prestes a receber. Ele habitava uma geografia de escassez, sequidão e esquecimento, e isso tornou a terra de seu coração um lugar deserto, morto e sem perspectiva. Em nossas vidas, acabamos repetindo o padrão do que acreditamos ser a única realidade disponível para nós, e isso ocupa um lugar em nossa mente, até se tornar nosso padrão emocional e mental.

Mefibosete foi convidado a morar no palácio e sentar-se à mesa do rei todos os dias. Foi adotado como um filho, passou a viver como um príncipe. Mudou de ambiente, de atmosfera e de mentalidade, passando a viver uma nova realidade de plenitude e abundância. Ele não habitava mais a terra onde não havia pasto, mas um palácio onde todos os dias existiam banquetes. Mas, para viver tudo isso e receber uma nova realidade, precisou abrir mão das velhas coisas. Mefibosete teve a escolha: seguir na velha vida ou abrir caminho para a nova. De mesmo modo, nós também podemos fazer essa escolha. Podemos seguir em nossa antiga história, acreditando nos velhos padrões, ou podemos viver um novo tempo e receber uma nova estação. Podemos permanecer em Lo-debar ou ir morar no palácio.

O Pai quer nos adotar

"Deus é Pai" é uma frase comum de se ouvir, mas será que todos somos seus filhos? Fato é que todos podem se tornar filhos de Deus; mas, para isso, é preciso crer em Jesus como salvador e intermediador entre Deus e nós.

> "Contudo, aos que o receberam, aos que creram em seu nome, deu-lhes o direito de se tornarem filhos de Deus."(**Jo 1:12**)

Quando Adão e Eva pecaram, eles quebraram a ponte de relacionamento que os conectava a Deus e abriram espaço para um espírito de orfandade acessar a humanidade. Fomos criados para ter um relacionamento com Deus, tanto é que Adão caminhava com Ele no Jardim todos os dias. Quando Adão e Eva desobedeceram, esconderam-se de Deus porque tiveram VERGONHA. A vergonha é o fruto do coração de um órfão espiritual, de alguém que erra e acha que é definido por seu erro, de um filho que acha que o Pai está distante e que está separado Dele.

Stephen de Silva afirma que o espírito de orfandade não é um demônio, mas uma mentalidade; para que ela seja transformada, é necessário que o nosso coração se conecte novamente ao do Pai.[27]

> "Pois vocês não receberam um espírito que os escravize para novamente temer, mas receberam o Espírito que os adota como filhos, por meio do qual clamamos: 'Aba, Pai'." (**Rm 8:15**)

[27] SILVA, D.; LIEBSCHER, T. *apud* SILVA, S. *op. cit.* p. 168.

Legalmente, o processo de adoção acontece da seguinte forma: quando o juiz profere a sentença, deferindo a adoção, é emitido o registro declarando a paternidade daquela criança, ela recebe o sobrenome da família e passa a ter todos os direitos de um filho; ela se torna filho, da mesma forma que um filho de sangue. Foi isso que Deus fez conosco: Ele nos adotou, nos deu uma nova certidão, um nome e um sobrenome.

> "E, porque vocês são filhos, Deus enviou o Espírito de seu Filho aos seus corações, o qual clama: 'Aba, Pai'. Assim, você já não é mais escravo, mas filho; e, por ser filho, Deus também o tornou herdeiro." (**Gl 4:16-17**)

O passe, o acesso para entrarmos no Reino, é reconhecer Jesus e Seu sacrifício. Precisamos reconhecer Aquele que veio para nos reconciliar com o Pai.

> "O próprio Espírito testemunha ao nosso espírito que somos filhos de Deus. Se somos filhos, então somos herdeiros; herdeiros de Deus e coerdeiros com Cristo, se de fato participamos dos seus sofrimentos, para que também participemos da sua glória." (**Rm 8:16-17**)

Em Cristo, você tem acesso à herança conquistada por Ele na cruz, tem salvação mediante a fé no filho de Deus. Somos adotados por Ele, temos o nosso coração reconectado ao Pai através do primogênito.

> "Porque Deus tanto amou o mundo que deu o seu Filho Unigênito, para que tudo o que nele crer não pereça, mas tenha a vida eterna." (**Jo 3:16**)

Na passagem do livro de João, note como Jesus ainda era o filho unigênito, o sacrifício de amor do Pai, para que Ele pudesse nos adotar. Em Romanos, contudo:

> "Pois aqueles que de antemão conheceu, também os predestinou para serem conformes à imagem de seu Filho, a fim de que ele seja o primogênito entre muitos irmãos." (**Rm 8:29**)

Ele, após o sacrifício, torna-se o primogênito de muitos irmãos. Como podemos, então, acessar esse lugar e sermos adotadas pelo Pai? Veja:

"Pois vocês são salvos pela graça, por meio da fé, e isto não vem de vocês, é dom de Deus; não por obras, para que ninguém se glorie."(**Ef 2:8-9**)

"Se você confessar com a sua boca que Jesus é Senhor e crer em seu coração que Deus o ressuscitou dentre os mortos, será salvo."(**Rm 10-9**)

Perceba o amor e o cuidado de Deus em sua jornada até aqui. Ele esteve ao seu lado, mesmo nos momentos difíceis. Pode ser que, durante as dificuldades, você não tenha notado Sua presença, pois Ele não é formatado no padrão humano. E, mesmo que seu pai terreno tenha sido excelente, Deus ainda é um Pai incomparável. A paternidade Dele é sem precedentes. Ele nos ama por quem somos, do jeito que somos. Ele nos formou, nos criou, nos projetou, para que pudéssemos ser Seus filhos, Seus amigos, para que caminhemos na jornada da vida de mãos dadas com Ele, permitindo que cuide de nós, nos direcione e nos ajude. É o nosso provedor, a nossa segurança; se preocupa conosco nos mínimos detalhes, mesmo nas coisas que parecem mais simples, porque nos ama, e o que importa para nós importa para Ele.

Você pode ter vivido até aqui distante de Deus ou sem conhecê-Lo, mas a sua vida mudará a partir do momento que você O reconhecer e O receber, parando de dar ouvido às mentiras de Satanás para receber a verdade eterna de Cristo Jesus, que nos reconciliou ao nosso Pai.

Quando você se olhar no espelho, lembre-se de quem é. Todas as vezes que passar por um desafio ou momento de dúvida e medo, diga a si mesma: EU TENHO UM PAI. O amor Dele é a resposta para curar as dores de sua alma, o amor Dele é aquele que sara, que restaura, que muda nossas vidas. Recebê-Lo como Pai é a melhor decisão que podemos tomar, pois isso vai apontar nosso destino. Temos um Pai, um amigo, um companheiro, um ajudador – temos alguém que é por nós. E, em todos os momentos de nossas vidas, Ele se faz presente.

Reflita sobre a parábola do filho pródigo, contada em Lucas 15:11-32. Ela fala sobre aqueles que, por alguma razão, se afastam de Deus e não conseguem permanecer nesse lugar de amor, porque acreditam que existem coisas e lugares melhores. O filho pródigo gastou toda a sua herança e, faminto, quis voltar à casa do pai. Porém, por não conhecer a fundo o próprio pai, achou que deveria voltar ao lar como servo, para pelo menos ter o direito de comer. O pai, contudo, o recebeu com festa, com celebração, pois o filho que estava perdido foi encontrado. O pai não o questionou, não apontou seus erros, não o humilhou. Ele o recebeu, o honrou e o teve como aquele filho amado que sempre foi. O rapaz, então, descobriu que a casa do pai sempre foi e sempre será o melhor lugar para estar.

Enquanto isso, o outro irmão questiona o pai, perguntando por que ele estava fazendo uma festa para o que tinha partido, enquanto ele, que sempre esteve ali trabalhando, nunca ganhou o mesmo. Ao que o pai responde: "Meu filho, você está sempre comigo, e tudo o que tenho é seu. Mas nós tínhamos que comemorar e alegrar-nos, porque este seu irmão estava morto e voltou à vida, estava perdido e foi achado" (Lc 15:31-32). Essa é a revelação do coração de um filho que, apesar de estar dentro da casa, também não aprendeu a se relacionar com o pai. É o equivalente a continuarmos orando ao Deus Todo-Poderoso, mas não conseguirmos chamá-Lo de Pai. Pois muitas de nós não conhecem quem de fato Ele é e não são capazes de mensurar o tamanho do Seu amor.

Por último, lembre-se de que:

- na orfandade existe a vergonha; na paternidade de Deus, aceitação;
- na orfandade sentimos insegurança; na paternidade de Deus há um chão firme, um lugar seguro;
- na orfandade existe ansiedade; na paternidade de Deus, descanso;
- na orfandade existe raiva e frustração; na paternidade de Deus encontramos equilíbrio;
- na orfandade existe carência e rejeição; na paternidade de Deus, plenitude;
- na orfandade há um relacionamento entre Senhor e serva; na paternidade de Deus, um relacionamento entre Pai e filha;
- na orfandade existe escassez; na paternidade de Deus, abundância;

- na orfandade sentimos solidão; na paternidade de Deus, a certeza de que nunca estaremos sozinhas;
- na orfandade existe o medo; na paternidade de Deus entendemos que existe um verdadeiro AMOR, que lança fora todo medo.

Jogue-se nos braços desse amor do Pai, mude sua história a partir daqui. A Bíblia diz que Ele deu a você novo nome e o escreveu na palma da sua mão. À medida que você se aproxima Dele, conseguirá enxergar o que está escrito e se relacionará com Ele de maneira profunda, conhecendo a Ele e a si própria.

Oração

Deus, até hoje eu vivi um relacionamento com o Senhor baseado no padrão de paternidade que tive aqui na terra, e hoje entendo que o Senhor é um bom pai, que me ama incondicionalmente, que cuida de mim, que me restaura.

Hoje abro mão de todos os padrões aos quais me apeguei, entrego a Ti todas as lentes distorcidas que me impediram de receber o Teu amor de maneira plena.

Recebo Jesus como meu Senhor e Salvador, reconhecendo o sacrifício dele na cruz, para que eu tivesse acesso ao Pai. Assim, recebo a dádiva, o presente da paternidade de Deus.

Deixo para trás as mentiras de Satanás a meu respeito e recebo a filiação, a adoção de Deus. Sou filha, sou escolhida, sou perdoada e sou amada por Deus.

Recebo hoje uma nova identidade e uma nova história, a partir da minha aliança com Cristo e o meu Deus e Pai.

Use a câmera do seu celular para ler o QR Code ou digite o link em seu navegador e confira um recado especial!

www.youtube.com/watch?v=uR7EXoxJUMo

Fato é que todos podem se tornar filhos de Deus; mas, para isso, é preciso crer em Jesus como salvador e intermediador entre nós e Deus.

Quando a alma cansa, Deus sustenta
@talitalvasconcelos

06

Acessando os lugares escuros

Quando meu marido e eu nos mudamos para a casa em que moramos hoje, já tínhamos o desejo de ter mais um filho e fizemos um quarto que seria para o bebê. Enquanto ele não chegava, contudo, acabamos, sem perceber, colocando no quarto algumas caixas, alguns móveis, mais outras caixas, objetos que não tinham lugar certo dentro da casa, e, de repente, o quarto que deveria ser para um bebê virou o quarto da bagunça. À medida que a bagunça foi crescendo, já não deixávamos a porta aberta; afinal, era incômodo passar e olhar toda aquela confusão. Eu não tinha coragem de começar a organizar tudo aquilo, pois não sabia em quais lugares enfiar tanta coisa nem por onde começar, então decidi que o certo a fazer era ignorar, fingir que aquele quarto não existia, passar por ele sem abrir a porta.

Assim se passaram alguns anos, até que o bebê foi gerado. Eu estava esperando a Nicole, e ela precisava de um quarto, então tive de juntar todas as minhas forças e a coragem necessária para arrumar aquela bagunça e ter espaço para receber nosso bebê. E assim fizemos, colocamos em ordem tudo que era acúmulo. Jogamos fora o que não servia mais, doamos o que estava em bom estado e organizamos aquilo que seria útil e importante ficar.

Muitas vezes, uma bagunça assim é reflexo do nosso estado. Dentro de nós existem compartimentos, no secreto de nossa alma, onde escondemos a bagunça de nossas emoções e lembranças. Acumulamos, fechamos a porta e não temos coragem de abri-la de novo. Ignoramos a bagunça; afinal, ninguém está vendo, ninguém sabe o que tem ali dentro. E nós mesmas, como não vemos, não nos incomodamos. Poderíamos passar a vida toda com um quarto da bagunça em nossa alma e sermos indiferentes a isso, mas o nosso Pai deseja nos ajudar a arrumá-lo e limpar a bagunça em nossa alma, em nossa história.

Para aceitar aquilo que está sendo gerado no coração de Deus para nós, precisamos arrumar o caos escondido aqui dentro. Caso contrário, não teremos como receber o que Ele está prestes a nos enviar. Para estarmos aptas a ganhar a nova estação, precisamos acessar esse lugar, abrir a porta e organizar toda a bagunça. Precisamos visitar nosso passado, nossa história, mexer nos entulhos acumulados na alma, jogar fora aquilo que não deveria estar lá e dar um novo uso e significado a tudo que sobrar.

Quando recebemos Deus como Pai, quando compreendemos que Ele esteve e está conosco, saímos da condição de servas e nos tornamos filhas. Podemos pedir a Ele que nos mostre quais são as áreas da nossa vida que precisam ser curadas e revisitadas. É uma jornada que não deve ser feita de maneira solitária, e sim com a companhia do Pai. Ele é o que pode curar e restaurar. Ao visitarmos esse passado sozinhas, corremos riscos de viver muitas dores e, ao invés de sarar, aprofundar mais as feridas.

Exercício: localizando nossas dores

"'Farei cicatrizar o seu ferimento e curarei as suas feridas', declara o Senhor, 'porque a você, Sião, chamam de rejeitada, aquela por quem ninguém se importa'." (**Jr 30:17**)

Para identificar esse lugar, precisamos nos questionar a respeito de algumas coisas em nossas vidas:

Qual é a sua dor hoje? Qual é a área da sua vida que tem lhe causado sofrimento ou que tem sido um desafio para você?

Quais lembranças você tem da sua infância que lhe trazem tristeza ou dor? Ou qual foi o acontecimento em seus primeiros anos de vida que marcou sua história, ainda que você não se lembre do momento em si?

Quem foram as pessoas responsáveis por esse evento negativo que marcou você?

Como você se sentiu no momento do acontecimento? Ou como costumava se sentir quando alguma situação ou alguém fazia você se lembrar do que aconteceu?

Como foi ou é o seu relacionamento com seus pais?

Como foi ou é o casamento dos seus pais?

Você já foi abandonada ou traída por alguém? Já viu a sua mãe sofrer traição do seu pai ou vice-versa?

Você presenciou alguma cena de violência doméstica?

Você se sentia sozinha quando criança? Sente-se sozinha hoje?

Você carrega mágoa de alguém?

Todas essas perguntas são feitas para que você possa olhar o seu passado e perceber quais são as dores ou frustrações e os acontecimentos que, de alguma forma, ainda ecoam dentro de você e fazem com que caminhe com o peso de uma âncora na alma, impedindo-a de ir mais longe.

Acessando os lugares escuros **81**

Torne sua raiz saudável

Toda árvore tem frutos, folhas, tronco e raiz. Contudo, muitas vezes enxergamos apenas o produto gerado – o fruto. Este pode ser doce ou azedo, grande ou pequeno, feio ou bonito, mas é tão somente o resultado dos processos vividos pela árvore, os quais começam na raiz. A raiz, por sua vez, absorve todos os nutrientes da terra, suga a água, conduz a seiva e sustenta e dá segurança à árvore. Uma árvore com raízes adoecidas tem a produção de frutos afetada, o crescimento desacelerado, a saúde comprometida, pois pode ser contaminada por fungos. Porém, os problemas que estão nas raízes não são vistos a olho nu. Eles não são perceptíveis, é possível que passem batido com facilidade. Mas, se não forem resolvidos, trazem enorme prejuízo, podendo até mesmo ser responsáveis pela queda da árvore e, consequentemente, por sua morte.

Assim como acontece com a árvore, tudo em nossa vida está conectado à raiz, àquilo que está escondido no íntimo da nossa alma e que precisa sarar. E qual é o remédio para curar? Bem, primeiro precisamos descobrir qual é o diagnóstico, para só então podermos tratar de modo eficaz. É o que estamos fazendo neste momento: olhando para a raiz e compreendendo qual é o verdadeiro problema para poder tratá-la. Cada uma de suas respostas traz à luz o que precisa ser exposto, para então poder sarar. Suas feridas, que estavam escondidas mas abertas, receberão o remédio certo e poderão cicatrizar. Mesmo que fique a lembrança, uma cicatriz impressa em sua alma, ela não vai mais causar dor.

Em meu processo de restauração, foi extremamente necessário que eu trouxesse à lembrança situações que tinha vivido na infância, a fim de receber minha cura. Eram coisas que eu não queria lembrar, pois eram extremamente dolorosas, e eu achava que já estavam resolvidas dentro de mim. Eu orava para que o Espírito Santo me trouxesse à memória situações que precisavam vir à luz, pois eram a raiz de dores que eu carregava: a sensação de inadequação, que era fruto da rejeição; o medo, que era fruto das muitas vezes que eu esperava o meu pai escondida debaixo da cama; a insegurança, que era resultado das várias vezes que fiquei sozinha; a carência, que era fruto do abandono emocional; o perfeccionismo, que era o desejo de agradar meu pai e chamar a atenção dele. Até o fato de eu ter assumido uma postura de filho precisou ter sua raiz exposta: o desejo da minha mãe de ter um filho homem, achando que isso agradaria mais ao meu pai.

Quando você responde a si mesma a essas perguntas, começa a fazer um mapeamento do que existe na raiz de sua dor. Você não precisa responder a tudo de uma só vez, pode ir aos poucos, mas o importante é que o faça em parceria com o Espírito Santo, pedindo que Ele comece a trazer à memória o que Ele deseja que receba a luz e suplicando que haja cura. Você começará a se lembrar de momentos e situações em que se sentiu vulnerável, que marcaram suas emoções. Muitas vezes são lembranças que ficaram escondidas em nosso subconsciente, como se fossem uma sombra, e se tornaram inacessíveis pelo consciente. No início, até parece bom; mas, na verdade, gera transtornos emocionais e psicológicos de grande impacto negativo, como ansiedade, depressão e transtorno do pânico.[28]

A Bíblia conta, em Marcos 1:40-45, a história de um homem com lepra que foi curado por Jesus. Naquela época, acreditava-se que ter lepra era uma maldição divina. Aquele homem não podia entrar na cidade, não podia se aproximar das pessoas, precisava andar gritando "Impuro!", para que as pessoas soubessem que ele tinha a doença e não se aproximassem dele (Lv 13:45). Aquele homem teve fé no poder de Jesus para curá-lo e se EXPÔS a Ele. Enquanto a lei dizia que não podia se aproximar de ninguém, ele se aproximou de um alguém, mas não qualquer um, e sim Aquele que poderia restaurá-lo. Ali, expôs para Cristo a sua doença, a sua dor, e disse, pondo-se de joelhos, a Jesus: "Se quiseres, podes purificar-me!" (Mc 1:40). Foi a sua vulnerabilidade que lhe deu acesso à purificação, foi a sua coragem de se expor para a pessoa certa que o fez alcançar o milagre.

Quando Jesus olhou para aquele homem, respondeu: "Quero. Seja purificado!" (Mc 1:41c). O que Jesus fez não foi apenas para aquele homem, mas também para nós. Ele nos dá essa mesma resposta. Ele quer que você seja limpa, que seja restaurada. Quer curar você. Quanto Ele se importou

---

[28] OLIVEIRA, M.; TREVISAN, R. O inconsciente retém memórias que afetam nossas atitudes; saiba como. **Universa UOL**, 29 jul. 2013. Disponível em: www.uol.com.br/universa/noticias/redacao/2013/07/29/o-inconsciente-retem-memorias-que-afetam-nossas-atitudes-saiba-como.htm. Acesso em: 4 jan. 2025.

com aquele homem revela quanto Ele se importa com cada uma de nós. A manifestação desse milagre ecoa até hoje sobre nossas vidas. Quando você expõe a sua dor e pede cura, Ele se revela a você como o Jeová Rafa, o Deus que sara.

Apresente a Deus cada uma das dores, conte a Ele como você se sente a respeito delas, como se sente hoje. Há, além disso, uma poderosa ferramenta na jornada de restauração, apresentada a nós por meio do livro *Sozo*.[29] As autoras nos ensinam a apresentar ao Deus Pai sua dor, entregando-a a Ele, e vou ajudá-la a fazer isso também. No final deste capítulo, vou acompanhá-la em um passo a passo para entregar sua dor a Deus. Contudo, precisamos antes entender a base por trás disso, precisamos entender por que é tão importante ressignificar nossas lembranças e o que nos aconteceu. Tudo que ocorreu precisa ser visto por uma nova perspectiva.

Veja por novas lentes

"O Espírito do Soberano Senhor está sobre mim porque o Senhor ungiu-me para levar boas notícias aos pobres. Enviou-me para cuidar dos que estão com o coração quebrantado, anunciar liberdade aos cativos e libertação das trevas aos prisioneiros, para proclamar o ano da bondade do Senhor e o dia da vingança do nosso Deus; para consolar todos os que andam tristes, e dar a todos os que choram em Sião uma bela coroa em vez de cinzas, o óleo da alegria em vez de pranto, e um manto de louvor em vez de espírito deprimido. Eles serão chamados carvalhos de justiça, plantio do Senhor, para manifestação da sua glória." (**Is 61:1-3**)

Existem boas-novas do céu para sua vida, e tudo que você passou pode ser visto por outra perspectiva, a partir das lentes de amor do Pai. Deus enviou o filho Jesus para cuidar do nosso coração quebrantado. Seu coração precisa ser cuidado por Ele, entregue em Suas mãos. Jesus é a resposta, Ele é a porta para a cura. Jesus é o próprio amor. Ele veio para dar liberdade aos cativos. As nossas dores, enquanto não sararem, se tornam senhoras

---

[29] SILVA, D.; LIEBSCHER, T., *op. cit.*

de nossas vidas, de nossas ações e decisões, de tudo aquilo que pensamos ou sentimos. Nós nos tornamos escravas delas. Somos governadas pelas emoções desajustadas.

O rei Saul foi um grande exemplo de alguém governado pelas próprias emoções desajustadas. Ele vivia em altos e baixos emocionais, temia aqueles que o amavam, era inseguro e impotente diante dos medos. Quando não saramos, nos tornamos pessoas inseguras, nos sentimos rejeitadas e acabamos por perder as pessoas que nos amam, bem como tudo que temos de valor, porque alguém ferido fere outros também. O escravo até pode ir de um lugar a outro, mas não tem direito a suas escolhas nem às rédeas de sua vida, tal qual quem avança na vida, na tentativa de fugir daquele lugar de dor, mas traz as dores como companhia para onde quer que for. Elas são amarras que estão sempre ali para nos lembrar de que ainda não somos livres.

Eu era cativa em algumas áreas da minha vida e, mesmo assim, cresci, me superei, me tornei excelente profissional, me casei; enfim, "avancei" na vida. Porém, a dor estava ali, como uma algema, para me lembrar de que EU NÃO ERA LIVRE. São as algemas que o Inimigo coloca em nossas almas com suas mentiras e artimanhas, que, de modo sutil, nos faz pensar que está tudo bem, quando não está.

Mas um dos motivos da vinda de Jesus foi libertar os prisioneiros que ainda não conseguiram avançar em nenhuma área da vida, permanecendo no lugar do trauma e do sofrimento. As dores desses indivíduos foram e são tão grandes, que eles não conseguem ser felizes ou avançar de maneira alguma. Estão estagnados, presos nas grades que Satanás ergueu para tal fim; e, nesse lugar, ele ministra o tempo todo sobre as dores. Ele leva as pessoas a um lugar de vitimização, de fragilidade, as faz acreditar que viverão com aquele sofrimento para o resto da vida, que essa é a única realidade disponível, que estão fadadas ao fracasso.

JESUS tem as chaves dessa prisão. Ele veio para você. Ele morreu para que você fosse livre. Então, chega de acreditar nas mentiras do inferno, chega de ficar no lugar de vítima, no lugar do sofrimento. Suas dores não vão mais reger suas emoções, seu passado não é capaz de definir quem você é. Nele, você pode ser livre do medo, da vergonha, do trauma, da tristeza, da ansiedade e de qualquer outra corrente que lhe aprisione a alma. Rompa com esse ciclo, quebre as grades que a limitam, se liberte das algemas; assuma, em Cristo, o controle e o governo de sua vida, para que você possa, então, entregar a Deus o seu passado, presente e futuro.

Ele, Jesus, veio para consolar você, trocar as suas vestes, arrancar toda amargura e tristeza de sua alma. Ele quer vesti-la com roupas novas e derramar óleo de alegria sobre sua cabeça. Chega de viver em tristeza, acabou o tempo de lamúrias, basta de sofrer. Ele lhe entrega vestes de louvor. NÃO IMPORTA O TAMANHO DE SUA DOR, ELE TEM A CURA. Ele a restaura e a leva para fora das grades da prisão emocional. SEJA LIVRE! Viva em liberdade!

O amor de Deus por você é a resposta, o bálsamo, a cura de que você precisa. Muitas vezes, em nossa jornada, podemos até nos acostumar a ouvir que Deus nos ama, mas não nos sentimos amadas, pois a rejeição ecoa até em nosso relacionamento com Ele. Vamos ressignificar tudo isso, a partir das lentes de amor do Pai por você.

Ressignificar, no dicionário, significa: "Atribuir novo sentido ou significado a [algo]".[30] É possível, contudo, também aplicar esse significado a nossas experiências de vida, sendo que "ressignificar", para a Programação Neurolinguística, seria "atribuir um significado positivo e satisfatório para um acontecimento que nos incomoda".[31] Ou seja, optar por transformar experiências negativas, como um trauma, em positivas, entendendo que, por pior que tenha sido essa situação, podemos encontrar nela algo bom e nos apegar a isso, para podermos continuar e sair do lugar de dor. Para tanto, precisamos entender que o foco do processo não é o outro, não são aqueles que lhe fizeram mal. O foco é você e sua liberdade.

O bispo J. B. Carvalho diz que "para mudar o que você faz, é necessário mudar o que pensa ou aquilo que você enxerga. [...] Sua atitude muda quando suas ideias mudam. Você pode mudar onde está e o que é mudando o que você pensa". Segundo ele, escolhemos nossa atitude no momento que definimos nosso sistema de crenças. Esse sistema, "segundo a origem da

---

[30] RESSIGNIFICAR. *In*: HOUAISS. [202-]. Disponível em: https://houaiss.uol.com.br/. Acesso em: 6 jan. 2025.

[31] FESSORE, G. Ressignificar é preciso! **Revista Coaching Brasil**, jun. 2016. Disponível em: https://revistacoachingbrasil.com.br/edicao/37/447_ressignificar-e-preciso. Acesso em: 6 jan. 2025.

Palavra, é algo posto como concreto, algo cimentado, como se estivesse ali fixado. E a Palavra de Deus é um martelo que esmiuça a Penha, que quebra essas fortalezas, esses castelos".[32] Ou seja, mudar nossa forma de pensar não é fácil, mas só pode ser feito a partir do relacionamento com Deus.

Renovação da mente

> "Não se amoldem ao padrão deste mundo, mas transformem-se pela renovação da sua mente, para que sejam capazes de experimentar e comprovar a boa, agradável e perfeita vontade de Deus." (**Rm 12:2**)

Boa parte de nós deseja experimentar a boa, agradável e perfeita vontade de Deus, mas isso só é possível a partir de uma transformação, o que acontece pela renovação de nossa mente. Podemos fixar nossos pensamentos na experiência ruim que vivemos, nos apegar aos sentimentos de dor, frustração, medo, revolta, autopiedade, mágoa e tristeza. Ou podemos nos apegar a essa nova forma de enxergar as coisas, a partir do ponto de vista de uma filha amada do Pai, e permanecer nos sentindo amadas, apesar de tudo.

Nosso ponto de vista sobre as coisas, pessoas e situações muda a partir do momento que recebemos a cura que é derramada pelo amor de Deus sobre nossas feridas. Porém, não se esqueça: Deus só age em nós com nossa permissão. Para recebermos a cura, precisamos permitir Sua ação. A Bíblia fala em Jeremias 8:22: "Não há bálsamo em Gileade? Não há médico? Por que, então, não há sinal de cura para a ferida do meu povo?". O povo de Israel carregava dores, feridas, e estava prestes a viver dias difíceis, pois seriam levados para o cativeiro da Babilônia. Estavam tomando decisões erradas, caminhando de uma maneira que entristecia o coração de Deus, e tinham acesso à cura dentro de casa, mas não a queriam.

O bálsamo de Gileade era um unguento, um óleo poderoso para curar feridas físicas. Mercadores de todo o Oriente se dirigiram até o local, pois só

---

[32] COMO ressignificar o seu passado. [*S. l.: s. n.*], 2021. 1 vídeo (48 min). Publicado pelo canal JB Carvalho Disponível em: www.youtube.com/watch?v=_lv352vLfW8&ab_channel=JB Carvalho. Acesso em: 6 jan. 2025.

lá se encontrava tal especiaria. Pessoas do mundo todo valorizavam aquilo a que Israel tinha acesso com tanta facilidade, mas Israel desperdiçava aquele óleo, usando-o até para acender lamparinas. Estavam cegos e perdidos, a ponto de não perceberem que a resposta estava mais perto do que poderiam imaginar. Tudo que Deus queria era que reconhecessem sua necessidade Dele e, assim, Ele poderia curar suas dores emocionais.

Deus tem cura e restauração para as feridas mais profundas do nosso coração. Às vezes, contudo, aquilo que Ele tem a nos ofertar pode nos parecer tão simples, que não valorizamos o suficiente. Ao nos aproximarmos de Deus e permitirmos que Ele derrame esse bálsamo, que é o Seu amor, sobre nossas feridas mais profundas, temos acesso à restauração. Mas, para isso, também precisamos abrir mão de nos apegar à dor.

O que acontece, por diversas vezes, é que nos apegamos à dor e a transformamos em uma companheira de jornada, sem saber como nos despedir. Ela acaba se tornando parte de nós, e podemos até chegar a ponto de não conseguir sequer nos reconhecer sem ela. Quando voltamos a esse lugar e identificamos o trauma, a situação que nos causou dor, precisamos ordenar que permaneça no passado e não nos acompanhe mais no presente e futuro.

Trata-se de uma grande batalha interna nossa, pois não podemos mudar o que aconteceu. Contudo, é possível alterar a maneira como nos sentimos a respeito daquilo. Podemos decidir o que fazer com aquilo daqui para a frente. Eu poderia ter vivido até aqui carregando minhas dores, presa ao que aconteceu comigo e com minha família, mas DECIDI abrir mão de tudo isso e caminhar em direção ao futuro; DECIDI não ser mais a vítima, e sim a protagonista da minha vida.

Por isso é tão importante ir até o quarto escuro de nossa mente, identificar as dores que carregamos e entregá-las a Deus, PERMITINDO que Ele nos cure, e sair desse quarto em seguida. O passado é um lugar de visitação, e não de moradia.

Livre-se da âncora do passado

"Irmãos, não penso que eu mesmo já o tenha alcançado, mas uma coisa faço: esquecendo-me das coisas que ficaram para trás e avançando para as que estão adiante, prossigo para o alvo, a fim de ganhar o prêmio do chamado celestial de Deus em Cristo Jesus." (**Fp 3:13-14**)

Esse texto foi escrito pelo apóstolo Paulo, alguém que tinha muito para nos ensinar a respeito de deixar o passado para trás. Paulo (antes chamado Saulo) perseguiu, prendeu e matou cristãos em nome da sua verdade. E isso nos diz muito a respeito de como nossa história pode ser terrível e feia, mas, mesmo assim, Deus nos vê e nos ama. Ele tinha um encontro marcado com Saulo, que, quando estava a caminho de Damasco para perseguir mais cristãos, foi confrontado por uma forte luz, a qual fez com que ele caísse do cavalo e perdesse a visão. Em meio à revelação, Jesus se apresentou àquele homem, e o encontro mudou a história de Saulo, a ponto de que nos alcança até hoje. Ele foi marcado pelo amor de Jesus, o qual o cercou de tal forma, que ele já não era mais o mesmo. Ali, decidiu ser um seguidor de Cristo, como aqueles a quem perseguia. Não pense, contudo, que foi fácil para ele assumir esse lugar. A decisão pode ter sido clara, mas o processo dele também foi uma jornada. Ele passou aproximadamente dois anos sendo ensinado e tratado, para então desenvolver seu ministério. Só então começou a avançar em direção ao seu propósito, mas os próprios cristãos desconfiavam dele; não era um ambiente amistoso. Mesmo assim, permaneceu e avançou. Era uma situação muito propícia para que fosse acusado por outros e por si mesmo a respeito de sua história, porém compreendeu o valor de deixar o passado para trás.

O ensinamento que ele dá aos Filipenses é um dos maiores que podemos levar para nossa vida: esquecer o que ficou para trás. Se você foi a esse lugar de dor e sabe o que ainda carrega de lá, é hora de deixá-lo no altar do Senhor, para que você avance em direção ao alvo, abandonando todo o peso, as dores, as âncoras.

A Bíblia fala ainda sobre o profeta Samuel, que se lamentava pelo que o rei Saul tinha feito ao se afastar do caminho de obediência. Enquanto Samuel se apegava ao que já tinha passado, Deus perguntou a ele: "Até quando você irá se entristecer por causa de Saul?" (1Sm 16:1b). A lamentação impedia a caminhada de Samuel em direção ao futuro. Deus estava prestes a fazer algo novo, mas o apego dele ao passado impediria o novo de acontecer.

Não faça um monumento à sua dor. Substitua os pensamentos de dor pela verdade da Palavra.

"Portanto, se alguém está em Cristo, é nova criação. As coisas antigas já passaram; eis que surgiram coisas novas!" (**2Co 517**)

"Pois aqueles que de antemão conheceu, também os predestinou para serem conformes à imagem de seu Filho, a fim de que ele seja o primogênito entre muitos irmãos." (**Rm 8:29**)

"Esqueçam o que se foi; não vivam no passado. Vejam, estou fazendo uma coisa nova! Ela já está surgindo! Vocês não o percebem? Até no deserto vou abrir um caminho e riachos no ermo." (**Is 43:18-19**)

Sempre que Deus deseja fazer algo novo, o ciclo anterior precisa ser encerrado. Se você deseja viver algo diferente, encerre o ciclo da dor. Decida não viver mais ali, se mova.

Tome a história de Isaías como exemplo:

"No ano em que o rei Uzias morreu, eu vi o Senhor assentado num trono alto e exaltado, e a aba de sua veste enchia o templo."(**Is 6:1**)

Esse trecho do livro de Isaías talvez seja um dos mais importantes a respeito da história dele. O rei Uzias era seu tio e tinha enorme importância em sua vida. Perceba, então, que, no ano em que o rei morreu, Isaías viu a manifestação do próprio Deus. Foi nesse momento que nasceu o verdadeiro chamado profético sobre a vida dele. Foi necessária a morte de Uzias para que ele visse o Senhor e fosse mudado, tendo seus lábios tocados com a brasa viva que estava sobre o altar. Isso nos mostra que é a morte de coisas antigas que nos desperta para o novo, posicionando-nos para o propósito e nos preparando para ele. É preciso deixar o passado para trás, ser inteira no presente e estar pronta para o futuro. Seja livre para se tornar sua melhor versão, aquela que Deus projetou. Você pode ser inteira no tempo presente, sem algemas ou prisões. Visite o lugar da dor, identifique-a, libere-a e liberte-se, deixando-a no lugar a que pertence: no seu passado, não mais no tempo presente.

Uma vez que isso esteja claro, quero convidá-la para uma jornada com o Pai.

Exercício: visualização da criança

Agora, gostaria de fazer com você um exercício que tem como inspiração o *Sozo*. Ele poderá ser feito também com audioguia, através do QR Code ao final do exercício. É importante que você esteja sozinha, em um lugar silencioso.

Feche seus olhos e comece a lembrar o momento doloroso que viveu em sua infância, alguma situação difícil, que de alguma forma a aprisionou. Veja essa criança (você) nesse lugar. Agora veja Jesus chegando, Ele pega a criança pela mão e diz: "Filha, você não precisa mais estar aí, eu tenho uma casa, um lar seguro para você. Você não está mais sozinha, eu estou aqui e sempre estarei".

Observe a cena: Ele a segura pela mão, a coloca nos braços e vai caminhando com você, sorrindo e dizendo quanto a ama.

Então, Ele pergunta: "Você quer me entregar a sua dor?".

Quando você entrega, Ele guarda consigo e lhe devolve um presente. É só seu, único, então Ele diz o que está lhe dando em troca de receber toda a sua dor.

A partir de agora, fique em silêncio, permita que Ele comece a ministrar ao seu coração. Só você e Ele, é o seu momento.

Agora, respire fundo, e vamos orar.

Fale assim:

Deus, eu entreguei a Ti as minhas dores, elas não me pertencem mais. Eu saio do lugar da dor e escolho caminhar Contigo para um novo lugar preparado por Ti. O que o Senhor tem para me dar em troca dessa dor?

De olhos fechados, fique em silêncio e permita que o Pai ministre ao seu coração o que Ele tem para lhe entregar.

Diga-Lhe se você aceita esse presente e sua nova vida em troca do passado de dor.

Você entregou toda a bagagem pesada, todo o fardo, e está agora assumindo o fardo de Cristo, que é leve e suave.

Respire fundo e diga "olá" para o seu presente e até para o seu futuro.

Vamos orar juntas? Use a câmera do seu celular para ler o QR Code ou digite o link em seu navegador.

www.youtube.com/watch?v=eTcHoPBD4u4

É preciso deixar o passado para trás, ser inteira no presente e estar pronta para o futuro.

Quando a alma cansa, Deus sustenta
@talitalvasconcelos

07

Perdão

Hoje, posso dizer a você que o perdão foi a maior de todas as chaves que transformaram a minha vida. Eu tinha muitos motivos para não perdoar, mas tinha razões ainda maiores para liberar perdão.

Meu pai não era alguém ruim, mas o alcoolismo pode extrair o pior de qualquer pessoa, e foi o que fez com ele. As poucas lembranças que eu carregava dele, da minha infância, eram cenas de medo e pavor, dele embriagado, gritando dentro de casa ou batendo na minha mãe. Ele feriu profundamente minha alma, e assim fui seguindo, carregando mágoas que o tempo não poderia curar.

Muitas vezes vi meu pai chegar em casa tão embriagado, que ficava caído no chão, e isso me causava uma revolta muito grande, a ponto de que algumas vezes a vontade que eu tinha era de avançar e bater nele. Era uma raiva inexplicável, mas que desaparecia quando ele estava sóbrio.

Apesar de todas as mágoas e dores, eu decidi perdoá-lo todas as vezes. No momento das brigas e confusões, eu tinha raiva; quando tudo se acalmava, sentia como se nada tivesse acontecido. Apesar de sempre ter facilidade em perdoar, era como se um depósito de mágoas mais profundas existisse dentro de mim. O que hoje eu entendo é que, em meu instinto de ter paz, fui me tornando uma pessoa passiva; se meu pai estava bem, eu estava bem e fazia de tudo para que as coisas permanecessem assim.

Carreguei por bastante tempo algumas cenas muito fortes da minha infância: minha mãe caída no chão, os gritos, as vezes que fugimos correndo pelo prédio em que morávamos, que eu me escondia debaixo da cama, que ele me batia e rasgava Bíblias, as palavras duras que falava para mim, as vezes que, já adulta, precisei sair correndo da empresa escutando gritos e palavrões, todas as situações em que eu me deparava com amantes dele, as vezes que ele tentava matar minha mãe. Minha alma carregava um peso de dores e mágoas muito profundas, que eu sentia, mas não era capaz de perceber.

À medida que Deus foi se revelando a mim como um bom pai e que eu visitei esses lugares escuros na minha alma, percebi que era necessário liberar perdão para meu pai terreno. Diante de Deus, fiz uma carta, uma declaração de perdão para o meu pai, e na época não tive coragem de lhe entregar. Ele já estava no processo de mudança, as bebidas já não eram constantes, havia voltado para casa e estava se esforçando para mudar de vida. Nesse momento, algo começou a mudar dentro de mim e comecei a enxergá-lo de um jeito diferente.

Eu escolhi perdoá-lo, escolhi que não nutriria mais raiva, rancor nem mágoas. Entendi que eu estava sendo vítima de mim mesma. Essa decisão mudou completamente a minha vida e meu olhar a respeito dele. Quando ele tinha recaídas e bebia, eu tinha misericórdia; era como se pudesse sentir a luta que ele travava dentro de si para não cair, apesar de ter falhado daquela vez. Comecei a compreender quanto ele era doente, quanto precisava de ajuda, que tudo aquilo era uma guerra interna que ele vivia. Entendi como ele não compreendia o amor de Deus por ele, como não tinha convidado Deus para lutar ao seu lado. Ele não era capaz de vencer sozinho.

Eu percebia essa luta que ele travava para não beber, notava que, muitas vezes, ele se enchia de remédios para não conseguir sair de casa e beber. Hoje, enquanto escrevo, as lágrimas descem, porque amor e misericórdia invadiram meu coração, e eu gostaria de ter tido esses sentimentos antes. Por muito tempo, nutri a raiva, a incompreensão, a falta de misericórdia, porque meu coração estava apegado a tudo isso. Ele também era uma vítima de si mesmo. E, afinal, sem Jesus não somos capazes de vencer nossas mazelas. Os anos que convivemos antes que ele morresse foram de restauração para nós dois, pois o perdão me deu acesso a um novo nível de vida, a caminho da plenitude.

Eu sei que você pode ter todas as razões para não perdoar. Sei que seu sofrimento e sua dor a dilaceraram, e isso a marcou, deixando uma ferida

Perdão **95**

aberta. Sei que você talvez não se sinta capaz de perdoar, ache que não consiga ou talvez só não queira. Se você liberar perdão, a sensação que tem é de que está bonificando e libertando o seu algoz, aquele que a machucou, e ele não merece. Sei que muita coisa pode estar passando pela sua cabeça, há muitos motivos para não liberar perdão, mas é necessário compreender que não tem a ver com o outro, e sim com você ser livre. Entenda que quem está presa é você, e ninguém pode tirá-la dessa prisão: ela só pode ser aberta pelo lado de dentro.

O que é perdoar?

Perdoar é perder no ar, é rasgar a dívida que o outro tinha com você. Perdoar é uma decisão consciente de liberar, de não ter ressentimento. Quando você perdoa, não tem mais o direito de expor a dívida nem de cobrá-la de quem a feriu.

PERDÃO É DECISÃO. Muitas vezes, geramos em nossa mente a ideia de que perdoar é um sentimento, que precisamos de algo para que aconteça. Perdoar é um verbo, e todo verbo indica uma ação: primeiro você decide, depois age, e então passará a sentir. É um processo que acontece em nossa mente, livrando o indivíduo da dívida de culpa, eliminando qualquer sentimento de ressentimento, mágoa e raiva, seja a respeito do outro, seja de si mesma.

Perdoar é deixar de olhar para o passado como foco principal de vida e aprender a olhar para o presente e para o futuro. É permitir que Deus a auxilie nesta jornada e que você faça o esforço necessário para sair desse lugar. É importante perceber quanto a falta de perdão é uma perda de tempo apenas para você, e não para o outro. Lembre-se de que a mágoa e a ira são ferramentas de Satanás para dominá-la e aprisioná-la.

Perdoar não é anular o passado, não é esquecer e agir como se nada tivesse acontecido. Quando você perdoa, não anula o que passou, mas tão somente compreende que aquela pessoa não lhe deve mais nada, permanecendo apenas com a consciência do que aconteceu.

Perdoar não é a obrigação de conviver com quem recebeu seu perdão, e sim abrir mão da culpa que foi colocada sobre o outro. Você pode perdoar e permanecer distante, liberando-se da raiva que essa pessoa trazia a você. Perdoar não é, de modo algum, se permitir ser manipulada ou usada outra vez, não é ser obrigada a conviver de novo, principalmente quando o outro não se arrependeu. Afinal, existem casos e casos. Por exemplo, uma mulher que foi abusada sexualmente não tem obrigação alguma de voltar a conviver com o abusador, mas pode liberar perdão e se livrar do peso da dor. Já alguém que viveu o abandono de um pai pode liberar perdão e se permitir voltar a conviver. É importante compreender que a convivência e o relacionamento precisam se basear em confiança, e perdoar não é necessariamente voltar a confiar.

"Todos tropeçamos de muitas maneiras. Se alguém não tropeça no falar, tal homem é perfeito, sendo também capaz de dominar todo o seu corpo." (**Tg 3:2**)

A Bíblia conta, em Mateus 18:21-35, a parábola do servo impiedoso. Um homem tinha uma grande dívida com o rei, que resolveu cobrá-la. Perante essa situação, o servo clamou ao rei, que teve misericórdia, liberando-o da dívida e o perdoando. Quando o servo saiu do palácio, contudo, encontrou um homem que lhe devia. A quantia devida era muito menor do que aquela que o homem antes devia ao rei. Em vez de fazer como o rei e também conceder perdão, o homem exigiu o pagamento da pequena dívida. Ele só não imaginava que alguém veria a cena e contaria ao rei, que, indignado com a atitude do homem que recebera um grande perdão mas não soubera perdoar, mandou prendê-lo, entregando-o aos verdugos.

Esta é a história da nossa vida: Deus, como rei, perdoou uma dívida que não tínhamos como pagar, a não ser com nossa própria vida. Jesus veio, morreu por nós, e fomos perdoados pelo Pai. Quando não perdoamos alguém que nos tenha ferido, traído ou magoado, agimos como o homem da parábola e somos entregues aos verdugos, que são atormentadores da alma. Assim, precisamos entender que o perdão é espiritual e, quando nos recusamos a liberá-lo, ficamos expostos ao tormento e ao aprisionamento. Jesus usa a comparação de valores devidos em sua parábola para nos mostrar o tamanho do perdão que recebemos, como nossa dívida é impagável e, diante dela, qualquer coisa que alguém nos faça se torna uma dívida irrisória. Ao final da parábola, Jesus diz que assim também o seu Pai faria, deixando ainda mais claro que, se não perdoarmos as dívidas (mágoas, mentiras, traições e assim por diante), não teremos acesso ao perdão e seremos aprisionados.

> "Então Pedro aproximou-se de Jesus e perguntou: 'Senhor, quantas vezes deverei perdoar a meu irmão quando ele pecar contra mim? Até sete vezes?'. Jesus respondeu: 'Eu lhe digo: não até sete, mas até setenta vezes sete'." (**Mt 18:21-22**)

Jesus ensina a Pedro que perdoar é um modo de viver, como diz o pastor Marcos Borges.[33] Quando Pedro diz que a lei fala sobre perdoar sete vezes, ele falava de algo limitado, que a religião apontava. Então, Jesus diz que se deve perdoar setenta vezes sete, mas isso não significa que exista uma quantidade exata de vezes que você deve perdoar por dia ou até na vida toda. Na verdade, aponta uma forma de viver, na qual perdoar precisa ser natural, intrínseco aos seguidores de Cristo. Afinal, nós nos movemos pelos padrões do Reino de Deus.

Observe que perdoar não depende do outro. Você é responsável por si, pelo perdão que pede ou oferece. É uma decisão sua e não pode ser entregue a mais ninguém, mesmo que o outro não tenha se arrependido nem reconhecido o erro, mesmo que não haja mudanças ou qualquer pedido de desculpas.

Consequências de não perdoar

A falta de perdão nos expõe a doenças emocionais e físicas. Segundo o pastor Marcos Borges, nos conectamos de maneira maligna àqueles cujo perdão negamos e ficamos algemados ao "devedor".[34] Além disso, John Bevere, em seu livro *A isca de Satanás*,[35] apresenta o poder que a falta de perdão tem

---

[33] BORGES, M. de S. **Raízes da depressão**: enfrentando o grande mal do século. Almirante Tamandaré: Jocum, 2013.

[34] *Ibidem*.

[35] BEVERE, J. **A isca de satanás**: devocional. Rio de Janeiro: Luz às Nações, 2015.

sobre o indivíduo e como Satanás usa a ofensa como isca para nos aprisionar, gerando frutos como a raiva, a ira, o ressentimento e a amargura.

> "Cuidem que ninguém se exclua da graça de Deus. Que nenhuma raiz de amargura brote e cause perturbação, contaminando a muitos." (**Hb 12:15**)

A amargura é o reflexo da alma ferida daquele que escolheu enxergar o pior, que carrega consigo as lentes de alguém que não é capaz de ver nada bom. Existem pessoas que passam a vida amarguradas, acusando os outros e a Deus de dores e problemas que enfrentam. O que elas não percebem, contudo, é que isso as prende atrás de grades e, apesar de ser um peso para as pessoas que as cercam, é um peso muito maior para si mesmas. Muitas vezes, a pessoa não consegue perceber que a amargura em que vive foi causada pela falta de perdão. Além disso, a amargura contamina os outros como um fruto apodrecido dentro de um cesto.

O pastor Marcos Borges traz também com clareza a explicação, do ponto de vista pastoral e psicológico, das patologias emocionais e suas relações com a falta de perdão.[36] Ele fala sobre como a falta de perdão e a raiz de amargura trazem a perturbação, ao passo que o perdão liberado impede o surgimento dessas raízes. Ele aponta também que, quando carregamos mágoa de alguém, tudo que fazemos ou deixamos de fazer gira em torno dessa pessoa. Assim, perdemos nossa paz, e Deus deixa de ser o centro da nossa vida.

Além disso, a falta de perdão não só afeta diretamente o emocional como também o físico. No 40º Congresso da Sociedade de Cardiologia do Estado de São Paulo, foi apresentada uma pesquisa que associou infartos agudos do miocárdio à dificuldade de perdoar. O estudo mostrou que pessoas que já haviam sofrido infartos do tipo apresentavam "mais tendência a não perdoar as mágoas sofridas durante a vida".[37]

---

[36] BORGES, M. de S., *op cit.*

[37] SARAIVA, J. F. K. O ano do perdão. **Socesp**, 27 dez. 2019. Disponível em: https://socesp.org.br/noticias/area-medica/o-ano-do-perdao/. Acesso em: 6 jan. 2025.

"Pois se perdoarem as ofensas uns dos outros, o Pai celestial também lhes perdoará. Mas se não perdoarem uns aos outros, o Pai celestial não lhes perdoará as ofensas." **(Mt 6:14-15)**

Não perdoar nos afasta continuamente de Deus e de Sua presença. Varrer tudo para debaixo do tapete ou deixar o tempo resolver sozinho são meras formas de postergar a decisão.

"Portanto, você, que julga os outros, é indesculpável; pois está condenando a si mesmo naquilo em que julga, visto que você, que julga, pratica as mesmas coisas." **(Rm 2:1)**

Quando avaliamos nossos próprios erros, começamos a perceber que não somos tão bons assim e que o outro talvez não seja tão ruim assim. É necessário, portanto, fazer uma autoanálise daquilo que temos julgado e cobrado como dívida do outro. Precisamos ter a disposição de liberar o perdão e destruir os altares que não foram erguidos para Deus em nossas vidas.

Livre-se do orgulho

O orgulho é um dos nossos maiores inimigos. Quando pensamos em justiça própria, estamos agindo com orgulho, o qual só enxerga as próprias razões, tomando o lugar do amor, do perdão, do respeito, da empatia. Ele anda de mãos dadas com a mágoa e o ressentimento, ao passo que a humildade caminha aliançada com o perdão.

O orgulho é sutil e se manifesta de uma maneira muitas vezes sorrateira, fazendo com que não percebamos que está dentro de nós. Só que ele, como toda árvore, tem frutos e se manifesta uma hora ou outra, seja na ira, na justiça própria, na vontade de ter toda a razão e não abrir mão dela para liberar o perdão.

Ou seja, talvez você não consiga perdoar porque, sem perceber, deixou que o orgulho entrasse em seu coração e se apegou à sua dor e razão. Assim, por mais que pareça legítimo permanecer nesse lugar, ele é resultado do orgulho. Lembre-se de que nossa maior guerra é interna, contra nossas próprias vontades, contra nossos desejos desenfreados.

Para ver-se livre do orgulho, é necessário primeiro percebê-lo em você (e todos nós somos suscetíveis e podemos nem ter consciência de que ele está em nós). Depois, é preciso ter o desejo de se livrar dele. Por último, você deve se render a Deus com um coração quebrantado.

> "Pois todo aquele que a si mesmo se exaltar será humilhado, e todo aquele que a si mesmo se humilhar será exaltado." (**Mt 23:12**)

Perdoar e pedir perdão é a manifestação da grandeza que alguém carrega dentro de si. O orgulho, por outro lado, muitas vezes afirma que não é necessário perdoar.

Jesus, quando estava na cruz, mesmo depois de tanto sofrimento, decidiu perdoar aqueles que o feriram e o crucificaram, declarando: "Pai, perdoa-lhes, pois não sabem o que fazem" (Lc 23:34). Essa foi uma das maiores lições de humanidade e humildade que Jesus nos ensinou. Aqueles que o açoitaram, feriram-no, deram-lhe vinagre quando pediu água, transpassaram-no com uma lança, humilharam-no, bateram os pregos em suas mãos: Jesus os perdoou.

Em nossa história mais recente, temos outro exemplo do perdão sem orgulho. Durante o terrível período do nazismo, desenrolou-se a história de uma grande mulher chamada Corrie ten Boom. Ela era cristã, morava na Holanda e tornou-se a primeira relojoeira mulher licenciada no país. Depois de a Alemanha ter invadido a Holanda, em 1940, a família ten Boom ajudou ativamente os judeus, escondendo muitos refugiados em sua casa, em um quartinho atrás de uma parede secreta. Em 1944, contudo, toda a família foi presa e levada para o campo de concentração na Alemanha. Dez dias depois, o pai de Corrie morreu e, alguns meses depois, sua irmã Betsy também. Antes disso, Betsy lhe relatou o seguinte: "Não há abismo tão profundo comparado ao qual o amor de Deus não seja ainda mais profundo".

Corrie foi solta por um erro burocrático e, uma semana depois, todas as prisioneiras de sua idade foram mortas. Ela passou a vida ensinando às pessoas e falando do amor de Deus, passando por mais de sessenta países.

Além disso, escreveu livros, incluindo O *refúgio secreto*, que posteriormente se tornou filme. Ela conta no livro as diversas humilhações pelas quais passou e como, mesmo assim, escolheu perdoar os algozes. Embora sentisse muitas vezes um ódio profundo, ela orava pedindo a Deus que a ajudasse a perdoar. Anos depois, quando pregava em uma igreja, ficou frente a frente com um dos mais cruéis guardas do campo de concentração em que esteve. Mesmo relutante em perdoá-lo, orou a Deus pedindo ajuda e passou mais de uma hora segurando as mãos daquele soldado: "Durante um longo momento nos demos as mãos, o ex-guarda e a ex-prisioneira. Eu nunca tinha conhecido o amor de Deus tão intensamente como naquele momento".[38]

Culpa: perdoando a si mesma

Se por alguma razão você se sente culpada, sente que não foi perdoada por Deus ou ainda sabe que Ele a perdoou, mas não consegue fazer o mesmo, ou se pensa que seu pecado é grande demais para ser perdoado por Deus, entenda uma coisa:

A culpa leva você a um estado de dor e perturbação, e é aí que o Diabo ministra.

Lembre-se de que o perdão de Deus não está relacionado ao merecimento, mas à graça. Foi o sacrifício de Jesus que nos deu acesso ao perdão de Deus, e não existe nada que pudéssemos fazer de tão ruim que fizesse com que merecêssemos menos ou nada que pudéssemos fazer de tão bom que nos desse o merecimento. Só um cordeiro sem pecado poderia pagar por nós essa dívida, e esse cordeiro foi Jesus.

---

[38] Tradução livre de *"For a long moment we grasped each other's hands, the former guard and the former prisoner. I had never known God's love so intensely as I did then"*. BOOM, C. **Tramp for the Lord**: The Story That Begins Where the Hiding Place Ends. Pensilvânia: CLC Publications, 1974, p. 57.

Todas as vezes que nos arrependemos verdadeiramente e pedimos perdão a Deus, temos acesso a Ele. Mas, quando permanecemos no lugar de culpa, estamos agindo como se a morte de Jesus não fosse o suficiente para nos dar o perdão. É como expor Jesus à cruz novamente.

"Como é feliz aquele que tem suas transgressões perdoadas e seus pecados apagados! Como é feliz aquele a quem o Senhor não atribui culpa e em quem não há hipocrisia!" (**Sl 32:1-2**)

Davi pecou, adulterou, matou, cometeu crimes e pecados terríveis, mas se arrependeu, se quebrantou diante de Deus, foi ao lugar de presença do Pai, e ali recebeu o perdão e a liberação de toda culpa. Davi carregava algo diferente de Saul.

Quando Saul pecou, oferecendo um sacrifício que não poderia fazer, foi confrontado por Samuel, mas mostrou que a motivação do seu pecado era ter o coração das pessoas consigo e não foi gerado um arrependimento genuíno em seu coração. Sua única preocupação era aquilo que os outros pensavam a seu respeito. Por isso, ele perdeu seu legado. Já Davi, todas as vezes que errou, reconheceu o erro e não procurou desculpas para se justificar; ele se ARREPENDEU. Seu arrependimento lhe deu acesso ao perdão de Deus.

"Portanto, agora já não há condenação para os que estão em Cristo Jesus." (**Rm 8:1**)

Existem pessoas que fizeram algo de errado e não conseguem se perdoar ou se sentir perdoadas, bem como existem pessoas que foram abusadas e se sentem culpadas por isso. Mas você precisa manter em mente que não importa seu erro, você não deixará de ser amada por Deus. Eu tenho filhos e, por mais que façam algo de errado que me chateie, não vou deixar de amá-los. O amor de Deus por nós é assim: incondicional. Uma vez que consiga compreender o amor de Deus por você, será capaz de se perdoar. Acredite na Palavra, pois seus sentimentos podem ser enganosos.

Você está sendo liberada hoje do sentimento de culpa. As correntes e barras que a aprisionavam nesse lugar caem hoje. Você é livre para ser feliz, viver a plenitude e a vida abundante que Deus tem para você. Saia da cadeia da culpa, lembre-se de que não se trata de seus sentimentos, mas do que Deus diz a respeito de sua culpa.

Você se recorda da parábola do filho pródigo, que apresentei no Capítulo 5?

"A seguir, levantou-se e foi para seu pai. Estando ainda longe, seu pai o viu e, cheio de compaixão, correu para seu filho, e o abraçou e beijou. O filho lhe disse: 'Pai, pequei contra o céu e contra ti. Não sou mais digno de ser chamado teu filho'. Mas o pai disse aos seus servos: 'Depressa! Tragam a melhor roupa e vistam nele. Coloquem um anel em seu dedo e calçados em seus pés. Tragam o novilho gordo e matem-no. Vamos fazer uma festa e comemorar. Pois este meu filho estava morto e voltou à vida; estava perdido e foi achado'. E começaram a festejar. Enquanto isso, o filho mais velho estava no campo. Quando se aproximou da casa, ouviu a música e a dança. Então chamou um dos servos e perguntou-lhe o que estava acontecendo. Este lhe respondeu: 'Seu irmão voltou, e seu pai matou o novilho gordo, porque o recebeu de volta são e salvo'. O filho mais velho encheu-se de ira, e não quis entrar. Então seu pai saiu e insistiu com ele. Mas ele respondeu ao seu pai: 'Olha! todos esses anos tenho trabalhado como um escravo ao teu serviço e nunca desobedeci às tuas ordens. Mas tu nunca me deste nem um cabrito para eu festejar com os meus amigos. Mas quando volta para casa esse seu filho, que esbanjou os teus bens com as prostitutas, matas o novilho gordo para ele!'
Disse o pai: 'Meu filho, você está sempre comigo, e tudo o que tenho é seu. Mas nós tínhamos que comemorar e alegrar-nos, porque este seu irmão estava morto e voltou à vida, estava perdido e foi achado'." (**Lc 15:20-32**)

Nela, vemos um filho que fez escolhas erradas e se afastou do Pai, mas, quando caiu em si, desejou voltar para casa, porém como servo, não mais como família. Ao chegar, foi surpreendido pelo amor do pai, que o recebeu de braços abertos, celebrou sua chegada e o amou incondicionalmente. Esse pai não perguntou os motivos que o levaram a ir embora, o que ele fez em lugares distantes, nem o porquê de ter voltado. O pai simplesmente o amou incondicionalmente. Esse é o amor de Deus por nós, um amor incondicional, que não olha para aquilo que fizemos de errado no passado, mas está sempre disposto a nos receber, a cuidar de nós e nos amar.

Ao tomar a decisão de voltar para casa, o filho fez um caminho que requer abandonar o orgulho e reconhecer os caminhos percorridos até então. Para que tenhamos acesso à casa do Pai, devemos fazer o mesmo. Precisamos caminhar em direção a Ele para sermos recebidas com um abraço que nos cerca. Entenda que essa decisão de abandono do orgulho e reconhecimento do passado não foi do pai nem teve influência dele. Foi uma decisão do filho. Ela, contudo, abriu espaço para o perdão e a aceitação.

Logo que o pai o recebe, pede que troquem suas vestes e lhe deem um anel e sandálias. Isso carrega um significado poderoso, pois novas roupas significam a oportunidade de começar uma nova história, a limpeza de toda a sujeira dos lugares por onde ele passou, tornando-o parte daquele ambiente, em vez de um desigual. Você pode, tal qual o irmão dele, se perguntar se ele merecia tal tratamento, porém mantenha em mente: não se trata de merecimento, e sim da graça que nos alcança. O filho pródigo esperava ser recebido como servo, mas foi amado e recebido como filho. Suas vestes, agora limpas, eram a declaração do novo tempo. Em Cristo, somos novas criaturas.

O pai pediu que lhe entregassem um anel, que simboliza pertencimento, autoridade, aliança e bênçãos. Simboliza que o rapaz não era um servo, era filho e tinha sua autoridade restituída. Muitas vezes, quando erramos, achamos que somos indignas, que não temos mais autoridade, que não podemos mais acessar esse lugar de filhas. É assim, contudo, que o Inimigo ministra sobre nós: dizendo que não somos mais filhas, que não somos mais amadas. Ele tenta nos prender no lugar da vergonha, porque sabe que esse sentimento nos aprisiona e é característico de uma identidade órfã.

Por último, o filho pródigo recebeu novas sandálias, que simbolizam não apenas proteção mas também que ele era proprietário e família, pois os servos não usavam calçados. Era o reconhecimento da filiação. Assim, podemos entender que o pai já o tinha perdoado antes mesmo de ele chegar, o que faltava era o filho sentir que era perdoado.

Já o filho mais velho, que esteve durante todo esse tempo na casa do pai, não se via como filho: seus sentimentos eram de servo. Quando não nos perdoamos, agimos exatamente como ele, que não usufruía de tudo aquilo que já estava disponível, não se sentia pertencente e estava ali agindo como servo, porque sua mentalidade o mantinha nesse lugar, impedindo-o de viver a alegria e a plenitude da paternidade de Deus.

A culpa é um peso carregado por aqueles que ainda não compreenderam o amor de Deus e a paternidade Dele.

Perdoando a Deus

Parece um pouco contraditório dizer que precisamos perdoar Deus, quando, na verdade, é Ele quem nos perdoa de nossos pecados. A verdade é que muitas vezes O culpamos por algo que nos acontece de ruim. Nós questionamos o motivo de Ele ter permitido aquilo. *Por que Deus não interveio? Por que isso aconteceu comigo?* São muitas as perguntas que fazemos em nosso interior, questionando Deus e o que nos aconteceu, e, às vezes, acabamos carregando uma mágoa, uma decepção com o Pai, por causa disso.

Precisamos, contudo, compreender que as coisas ruins que acontecem não são culpa de Deus, e sim resultado da maldade humana, da natureza pecaminosa do ser humano. Deus não é mau, essa não é a Sua natureza, mas Ele entregou ao homem o governo da Terra e o que nela acontece. O clima descontrolado, por exemplo, não é culpa de Deus, é culpa da humanidade que não cuidou da Terra como deveria.

No campo mais pessoal, existem situações que enfrentamos que são fruto de escolhas nossas ou de nossos pais. Deus deu ao homem o livre-arbítrio e a possibilidade de fazer as suas escolhas. Portanto, Ele não intervém naquilo que o ser humano decide.

Há a vontade absoluta de Deus, que o ser humano jamais poderá mudar, mas há aquilo que Deus faz somente à medida que nos movemos: a Lei da Semeadura. Este é um princípio inquebrável de Deus: aquilo que você planta, colherá.

Eu sei que você pode ter passado por situações ruins na vida, principalmente na infância, que não foram de modo algum fruto de escolhas suas, mas das de outros, como seus pais ou cuidadores. Porém, é importante que, nessas circunstâncias, você perceba que Deus cuidou de você apesar de tudo e que poderia ter sido muito pior.

Por muito tempo da minha vida, questionei Deus. Eu dizia: "Se Deus é poderoso e não mudou a minha história, é porque Ele não quer". Hoje compreendo que Ele estava mudando, sim, a minha história, só que eu estava tão amargurada pela dor, que não era capaz de perceber o que Deus estava fazendo na minha vida, os livramentos, as intervenções, o agir muitas vezes invisível Dele.

Quando aprendemos a mudar de perspectiva e a agradecemos a Deus, mesmo se as coisas não são como esperamos, passamos a perceber que até nos piores momentos e circunstâncias Ele cuida de nós. Se você está aqui, lendo este livro, é porque está viva, e isso já é o bastante para ser grata e perceber que sua história a conduziu até aqui, a fim de que você percebesse o amor de Deus por você, ainda que Ele não tenha se manifestado da maneira que você queria ou esperava.

Tome por exemplo a história de José, do Egito, contada no livro de Gênesis. Sua história começa com seu pai, Jacó, que tinha duas esposas (naquela época, isso era permitido), Lia e Raquel. Ele amava muito Raquel, mas ela tinha problemas para ter filhos, e só depois de anos de espera nasceu José. Este logo se tornou o preferido entre todos os filhos de Jacó, o qual não fazia nenhuma questão de esconder isso dos outros. Contudo, a predileção gerou raiva e ciúmes neles. Além de tudo, José era um sonhador e, duas vezes, teve sonhos que pareciam dizer que seus irmãos e seus pais se curvariam a ele; ao compartilhar tais sonhos, a revolta de seus irmãos contra ele apenas aumentou. Em meio a tudo isso, Jacó, que "gostava mais de José do que de qualquer outro filho" (Gn 37:3), deu a ele uma túnica longa, de várias cores, uma representação da declaração do direito de primogenitura, apesar de ele haver "nascido em sua velhice" (Gn 37:3).

Certo dia, José foi ver o que seus irmãos estavam fazendo enquanto pastoreavam as ovelhas do pai, e essa foi a oportunidade perfeita para que eles planejassem algo maquiavélico contra o irmão mais novo. Jogaram José em um poço e tinham a intenção de matá-lo, mas acabaram o vendendo como escravo para uma caravana de mercadores. Estes o levaram para o Egito e lá o venderam novamente. Os irmãos pegaram a túnica que o pai havia dado a ele e a sujaram com o sangue de um animal para simular que José havia sido devorado por lobos.

Ao arrancarem de José a sua túnica, estavam lhe tirando seus direitos, sua identidade, sua honra, aquilo que ele carregava de valor. Talvez, assim como José, você tenha sido acusada ou ferida por pessoas que deveriam protegê-la e ser um lugar de segurança, um porto seguro, porém que a traíram e a machucaram. José acabou sendo vendido para Potifar, oficial do faraó e capitão da guarda, e, na casa desse homem, não se rendeu à amargura; ele poderia muito bem ter agido como qualquer escravo, mas a Bíblia fala que o Senhor estava com José, e isso nos faz entender que ele também estava com Deus, pois a Bíblia diz que Deus está com aqueles que O buscam. De mesma forma, Deus está com você, se apenas você O buscar.

Além disso, o que José, que aprendeu a perdoar, pode nos ensinar?

"O Senhor estava com José, de modo que este prosperou e passou a morar na casa do seu senhor egípcio. Quando este percebeu que o Senhor estava com ele e que o fazia prosperar em tudo o que realizava, agradou-se de José e tornou-o administrador de seus bens. Potifar deixou a seu cuidado a sua casa e lhe confiou tudo o que possuía." (**Gn 39:2-4**)

1. Permaneça próxima a Deus

As circunstâncias de José não o distanciaram do seu Deus, pois nada mudou a essência que ele carregava dentro de si. Não podemos deixar que as situações pelas quais passamos, por piores que tenham sido, mudem a nossa essência e aquilo que carregamos. Devemos permanecer buscando a Deus, com sinceridade, nos dias da dor, pois isso revela o nosso caráter e quanto o nosso relacionamento com Ele está firmado em rocha.

2. Não fique paralisada, continue se movendo

Tudo o que José fazia prosperava, e esse é o resultado de alguém que está em constante movimento, em vez de se permitir ficar paralisado pela dor ou pela frustração. Você precisa abrir mão de todas as desculpas que a paralisam e a impedem de seguir. Permaneça caminhando e avançando. Mesmo que não seja em grande velocidade, apenas continue andando.

José carregava uma marca de excelência em tudo o que realizava, pois não fazia com que os outros pagassem um preço pelo qual não tinham culpa, ou seja, não descontava em ninguém a sua dor e suas frustrações. Essa característica de José permitia que as pessoas à sua volta fossem alcançadas pela bênção que ele carregava.

Sua dor e seu sofrimento não podem paralisá-la. Você pode dar frutos onde quer que esteja e, mesmo que sua vida ainda não seja como gostaria, permaneça fazendo seu melhor. Aonde José chegava, ele se movia, agia; isso fez com que ele se destacasse por onde passava e abriu portas para que crescesse.

Contudo, o inesperado aconteceu: a esposa de Potifar tentou assediá-lo. José fugiu, mas a mulher ficou com seu manto, usando-o como evidência falsa de que ele havia abusado dela. Perceba que, mais uma vez, a túnica lhe foi arrancada, aquilo que representava sua honra, dignidade e identidade. Ele foi lançado na prisão e perdeu a posição e o conforto que havia conquistado.

3. Tenha domínio das suas emoções

José aprendeu a ter controle sobre suas emoções, a não ser dominado pela revolta ou pela raiva, mas a controlar seus ânimos em meio a qualquer circunstância. Ele tinha domínio de si próprio, e isso lhe deu equilíbrio para governar tanto as tempestades de dentro quanto as de fora.

> "Mas o Senhor estava com ele e o tratou com bondade, concedendo-lhe a simpatia do carcereiro. Por isso o carcereiro encarregou José de todos os que estavam na prisão, e ele se tornou responsável por tudo o que lá sucedia." (**Gn 39:21-22**)

4. Persevere e espere

Enquanto José estava na prisão, foi constante e perseverante. A prisão não mudou sua essência e, enquanto estava lá, permaneceu servindo a Deus. Quando tudo parecia estar tomando um rumo ainda pior, ele não se vitimizou, não se revoltou, simplesmente deu o melhor que podia naquele lugar. Ao assumir uma postura semelhante, dando tudo de si a despeito das circunstâncias ruins, Deus responderá à sua perseverança.

Quando permanecemos no lugar de culpa, estamos agindo como se a morte de Jesus não fosse o suficiente para nos dar o perdão.

Quando a alma cansa, Deus sustenta
@talitalvasconcelos

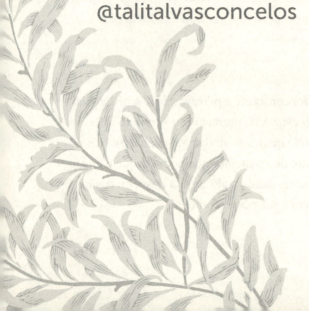

No caso de José, enquanto estava na prisão, ele interpretou o sonho do copeiro e do padeiro de faraó, e tudo aconteceu exatamente como ele interpretara. Dois anos depois, o copeiro havia se esquecido de quem era José especificamente, mas lembrava que havia alguém na prisão capaz de interpretar sonhos – e assim o disse ao faraó, que havia tido um sonho cujo significado ninguém compreendia. Chamaram José ao palácio e ali lhe deram novas vestes, deram-lhe a dignidade para estar diante do faraó. Ele interpretou o sonho e disse que haveria sete anos de fartura seguidos de sete anos de fome e que deveria haver uma reserva nos anos de fartura para terem alimento nos anos de seca. Com isso, o faraó colocou José como governador do Egito, administrador de tudo que pertencia ao seu reino.

Quando José se tornou governador do Egito, recebeu uma esposa e, tempos depois, teve dois filhos. "Ao primeiro, José deu o nome de Manassés, dizendo: 'Deus me fez esquecer todo o meu sofrimento e toda a casa de meu pai'. Ao segundo filho chamou Efraim, dizendo: 'Deus me fez prosperar na terra onde tenho sofrido'." (Gn 41:51-52). Com esse ato, José selou a decisão de perdoar aqueles que lhe fizeram mal, mesmo que eles nunca lhe tivessem pedido perdão. José tomou a decisão por si, em uma questão de fé; ele se posicionou para não carregar mais aquele fardo.

Os anos de fome chegaram, e ele acabou se reencontrando com seus irmãos, os quais não sabiam que o governador do Egito era o irmão que tinham vendido. Quando a verdade veio à tona, contudo, José declarou que não precisavam se assustar nem se recriminar, pois o mal que haviam intentado transformara-se em bênção. Naquele momento, tinha tudo para se vingar e destruir, mas decidiu abraçar seus irmãos. Foi capaz de reconhecer que, apesar de toda dor e sofrimento enfrentados por ele, houve um resultado benéfico por causa do seu posicionamento; pelo fato de não ter ficado preso ao seu lugar de dor, foi capaz de vencer.

O que você escolhe fazer com a dor pela qual passou, a posição que você toma diante do sofrimento, isso é o que determina se você será vencedora ou não. Aqueles que ficam apegados à dor e à ofensa permanecem amarrados nos enlaces de seu orgulho e, enquanto não decidirem se desvencilhar dessas amarras, estarão presos na sujeira da própria alma.

Exercício: perdão e libertação

Quero convidá-la para um momento de reflexão e oração. Se preferir, anote suas respostas em uma folha avulsa ou em um caderno.

1. Faça uma autoanálise e descubra quem é ou quem são as pessoas que você precisa perdoar.

2. Você já perdoou a si mesma?

3. Você já perdoou a Deus?

4 . Apresente a Deus as pessoas que você precisa perdoar e quais os motivos dessa mágoa. Diga a Ele que está entregando cada uma dessas dívidas diante de Seus pés.

5. Pergunte a Ele o que Ele quer dar a você em troca dessa dor.

6. Faça uma oração declarando que, a partir de hoje, você decide ser livre de toda prisão. Declare que libera perdão às pessoas que a feriram e que anula toda dívida que elas podem ter com você.

Se quiser, escreva tudo isso em forma de carta, declarando seu perdão, principalmente se a pessoa de quem você tinha mágoa não convive mais com você.

08

Um novo olhar

Quando você se olha no espelho, o que realmente enxerga? Existe beleza à vista? Você consegue olhar para si e perceber o que carrega de belo e único? Vê as características que são só suas, marcas e cicatrizes que contam sua história, que a forjaram e a transformaram em quem é hoje? O que você viveu a trouxe até aqui, e, de igual modo, são as suas decisões de *hoje* que definirão onde você estará daqui alguns anos. Seu passado não determina seu futuro.

Você caminhou até aqui recebendo Deus como seu Pai e compreendendo quais eram as dores que a prendiam em um lugar do passado, liberando perdão para todos aqueles que, de alguma forma, a feriram. E, agora, está vivendo a metanoia da qual falamos, a mudança de mentalidade que transforma as lentes e a maneira como vê a si e a vida ao seu redor. Essa mudança traz um novo significado ao seu passado e às dores que enfrentou. Mas você conseguiu liberar perdão a si mesma? É preciso que não apenas se perdoe mas também se aprecie e se ame, tal qual o Pai a ama, a fim de que seja de fato livre para viver o presente e celebrar quem é.

A comparação com o outro sempre foi uma grande armadilha para nossa autoestima, e o fato de vivermos em uma época que propicia tanta exposição nas redes sociais não ajuda. Como podemos acompanhar tão de perto a vida de muitas pessoas – ou ao menos o que elas optam por nos mostrar de suas vidas –, a nossa realidade muitas vezes parece sem graça. Contudo, quando compreendemos o valor que temos para Deus e o Seu amor por nós, percebemos que a maneira como Ele nos enxerga é, muitas vezes, diferente de como nos enxergamos. Precisamos ter nossas lentes ajustadas para nos olharmos no espelho da vida e celebrarmos a beleza de quem somos. Você pode até não ser ainda a melhor versão de si mesma, mas o Seu Pai a enxerga na plenitude de quem você se tornará.

O segundo mandamento é "ame o seu próximo como a si mesmo" (Mt 22:39). Ele não fala apenas sobre o amor que temos pelos outros, mas também sobre quanto nós mesmas nos amamos. Você não é capaz de amar o próximo se não conseguir se amar. E, para conseguir chegar a esse amor-próprio, você precisa saber Quem a criou, saber que Ele a projetou de maneira única e lhe deu uma identidade de filha.

Confesso que, em meio a todo esse processo, não foi da noite para o dia que entendi minha identidade. Houve, contudo, marcos na minha história que foram cruciais para isso, momentos em que houve uma revelação clara de Deus, me direcionando para um próximo lugar ou uma próxima estação, em que a minha identidade se tornaria mais clara. Por exemplo, quando estava perto de completar 13 anos, pedi à minha mãe que fizesse uma festa de aniversário diferente para mim: eu queria muito que fosse uma oração.

Naquela época, eu buscava muito a Deus e desejava demais ser batizada com o Espírito Santo. Então, orava repetidamente, em segredo, pedindo isso a Deus como presente de aniversário. Quando chegou o dia, a oração começou. No entanto, ao final, nada tinha acontecido. Parecia ser uma prova da minha fé. Então, quando todos começaram a se organizar para cantar os parabéns, meu avô chamou todos de volta, dizendo que Deus ainda não havia concluído o que Ele queria fazer. Naquela noite, recebi o presente pelo qual tanto orava, que dinheiro nenhum poderia pagar. O Espírito Santo não estava sobre mim, mas passava a habitar em mim. Essa foi uma das experiências mais lindas que tive com Deus e foi o que me fortaleceu na minha adolescência tão conturbada.

Encontre sua identidade

Afinal, o que é identidade e por que essa palavra hoje carrega tanto peso para muitas mulheres? Identidade é o conjunto de características que tornam um ser único. É o que define quem de fato você é. Quando conversamos sobre paternidade no Capítulo 5, compreendemos o papel fundamental que um pai exerce em definir a identidade de uma filha; pois, quando esse pai falha, passam a existir lacunas na identidade da filha, que fica sem muita clareza acerca de quem de fato ela é. Sem um padrão nem uma clareza a respeito da nossa identidade, assumimos características de determinado grupo ou de alguém que admiramos e acabamos nos perdendo, não conseguimos nossa essência, quem somos de verdade.

Muitas vezes, a gente se sente sozinha e com a necessidade de ser mutável, de ser o mais parecida possível com aquilo que achamos que os outros gostam, porque tudo o que queremos é ser amadas e aceitas por quem nos cerca. Pense em si, contudo, como na história do patinho feio, em que um suposto filhote de pato, que parecia um pouco diferente dos demais, faz de tudo para se adaptar e agradar a todos. Ele não fazia ideia de que, na verdade, era um lindo cisne, nem de que era esse o motivo de ele não se parecer com os patinhos. Não que ele não fosse bom o suficiente, como acreditava, e sim que era muito maior do que aquele ambiente poderia comportar.

Eu já me senti muito feia, já me senti desajeitada, já me senti indesejada em certos ambientes. Na minha adolescência, muitas vezes achei que não encontraria algum rapaz que gostasse de mim. Consegui me casar, mas continuava achando que não era boa o suficiente para nada, apesar de me esforçar muito. O que eu pensava a respeito de mim estava extremamente relacionado à identidade distorcida que foi sendo fortalecida em mim pela falta de referência, de segurança e de amor.

Eu poderia estar na melhor fase possível, mas sempre dava um jeito de me sabotar, porque nunca me achava digna ou merecedora de qualquer coisa que estivesse além das minhas expectativas. Você enxerga os outros com as lentes que carrega, mas também enxerga a si mesma assim. Se elas estiverem sujas, sua visão no espelho, a respeito de quem você é ou poderá ser, será turva.

Para saber o estado em que estão suas lentes, olhe ao seu redor. Tome por exemplo o filme o *Rei Leão*;[39] nele, o filhote Simba foge do ambiente

---

[39] O REI Leão. Direção: Rob Minkoff, Roger Allers. Produção: Don Hahn. Estados Unidos: Buena Vista Pictures, 1994.

ao qual pertence por se sentir culpado pela morte do pai e, então, começa a andar com um suricato e um javali-africano. Por causa disso, o leão, um animal carnívoro, assume os mesmos comportamentos de seus companheiros, tornando-se herbívoro e agindo, comendo e falando como um suricato e um javali. Contudo, apesar de seus hábitos não se assemelharem em nada com os do rei da selva, sua essência estava ali. Nós, no mundo real, fazemos como Simba e agimos de acordo com a necessidade ou conveniência quando saímos de nosso ambiente seguro e perdemos nossa referência de Deus. Precisamos localizá-la em nós para podermos encontrar a nós mesmas também.

Não há identidade tão escondida que não possa ser recuperada. No meu caso, quando eu tinha apenas 3 ou 4 anos, já precisava agir como adulta, justo nos primeiros anos, nos quais a minha identidade começava a ser forjada. Eu estava completamente perdida, sem segurança, e agia de acordo com a necessidade do ambiente em que estava. Aquela, contudo, não era eu de verdade. Era uma sombra, similar a quem eu deveria ser, mas não quem de fato Deus me criou para ser.

Assim como Simba, já adulto, teve uma revelação de quem ele mesmo era ao ver seu já falecido pai, você também tem caminhado à revelação de quem é o seu Pai, e essa revelação determina a sua identidade. Você é FILHA DE DEUS. E não importa que circunstâncias a trouxeram até aqui; em seu documento, por exemplo, pode sequer constar o nome do seu pai terreno; você pode ter sido abandonada e ficado desamparada. Mas, se você compreender que é filha de Deus, terá acesso à revelação de quem de fato você é, das características que a tornam única e especial neste mundo.

"Vejam como é grande o amor que o Pai nos concedeu: que fôssemos chamados filhos de Deus, o que de fato somos! Por isso o mundo não nos conhece, porque não o conheceu." (**1Jo 3:1**)

"Assim, você já não é mais escravo, mas filho; e, por ser filho, Deus também o tornou herdeiro." (**Gl 4:7**)

"Contudo, aos que o receberam, aos que creram em seu nome, deu-lhes o direito de se tornarem filhos de Deus, os quais não nasceram por descendência natural, nem pela vontade da carne nem pela vontade de algum homem, mas nasceram de Deus." (**Jo 1:12**)

Uma das artimanhas do Inimigo é fazer com que percamos a referência de quem somos. Ele luta para nos distanciar dessa identidade e é na nossa filiação que ele primeiro tenta atacar; pois, uma vez que consegue nos afastar da noção de quem é nosso Pai, nos tornamos presas fáceis. Ele tenta manchar e distorcer a imagem do que Deus criou e, quando você deixa de se enxergar como filha, torna-se completamente vulnerável, tanto no mundo espiritual quanto no emocional. Você se torna alvo fácil para narcisistas e pessoas que querem se aproveitar de suas carências.

Precisamos nos apegar à verdade da Palavra contra as mentiras de Satanás; nosso escudo, segundo Efésios 6:16, é a fé. Fé é acreditar no invisível, é crer que, ainda que você não esteja vendo com seus olhos naturais, existe uma verdade declarada a seu respeito. Para combater os dardos, que são as mentiras que o Inimigo lança em sua mente, você precisa levantar o escudo, declarando o que a Bíblia diz sobre quem você realmente é. Ou seja, deve enxergar além das circunstâncias, além dos fatos, com seus olhos espirituais.

Compreenda que você tem dois caminhos a escolher e não tem como ficar em cima do muro: ou você acredita em Deus e na Sua Palavra, ou você deixa de crer, o que automaticamente é uma declaração de que você tem fé no que o Inimigo diz. Sei que pode parecer extremista, mas são posições completamente antagônicas, e não existe um meio-termo entre elas. Assim, nesta jornada, decida se apegar ao que seu Pai celestial diz sobre você para que possamos continuar nosso caminho da cura. Não procure empecilhos para impedir sua crença, eles só atrasarão seu caminho.

Mude sua visão

"O tentador aproximou-se dele e disse: 'Se você é o Filho de Deus, mande que estas pedras se transformem em pães'." (**Mt 4:3**)

Nessa passagem do livro de Mateus, Satanás estava colocando à prova a identidade de Jesus como filho de Deus ao questionar a provisão do Pai. Muitas vezes, não reconhecemos nossa identidade porque, no momento que esperamos por uma provisão, ela não vem quando ou como gostaríamos ou precisávamos. Por isso, quando estamos dispostas a enxergar apenas o que nos falta, em vez daquilo que temos, somos levadas a acreditar na orfandade.

"Será inútil levantar cedo e dormir tarde, trabalhando arduamente por alimento. O Senhor concede o sono àqueles a quem ele ama." (**Sl 127:2**)

Precisamos mudar nossa maneira de enxergar a vida, tanto o passado quanto o presente, focando o que há de bom em todas as circunstâncias. Fazendo isso, vamos alterar também a maneira como vemos a nós mesmas. Quando olhar para dentro de si, não foque os defeitos, o seu passado difícil, as dores que viveu; em vez disso, olhe para o que você carrega de bom. Pode ser que você sinta a necessidade de um enorme esforço para achar as coisas boas; pode tentar e, em um primeiro momento, parecer não encontrar nada. Se for o caso, pause por um instante e faça uma autoavaliação.

Você é uma pessoa forte, amável, generosa, prestativa, criativa, desenvolta, que tem empatia e habilidades com coisas manuais? Você canta bem? Consegue tirar um sorriso até da pessoa mais séria? Quais são as suas qualidades mais fortes? Se mesmo assim sentir que não consegue achar nada, peça que pessoas próximas lhe digam três características positivas suas. Talvez elas percebam o que você ainda não percebeu.

Reclame menos e agradeça mais, aprenda a se celebrar em vez de se diminuir. Comemore as pequenas coisas; pois, quando juntamos muitos pedaços pequenos, montamos algo grande. Cobre menos de si mesma e se alegre mais com quem você está se tornando a cada dia. Já ouviu aquela história de que devemos tentar ser 1% melhor a cada dia? Tente. Isso a fará enxergar muito mais beleza em si mesma e na vida.

"Tu criaste o íntimo do meu ser e me teceste no ventre de minha mãe. Eu te louvo porque me fizeste de modo especial e admirável. Tuas obras são maravilhosas! Disso tenho plena certeza." (**Sl 139:13-14**)

Aprenda a se celebrar em vez de se diminuir.

Quando a alma cansa, Deus sustenta
@talitalvasconcelos

Qual é o seu alimento?

"Jesus respondeu: 'Está escrito: Nem só de pão viverá o homem, mas de toda palavra que procede da boca de Deus'." (**Mt 4:4**)

Estamos acostumados a alimentar nosso corpo, mas esquecemos que nossa alma e espírito também precisam ser alimentados de modo saudável. Quando não somos intencionais em cuidar daquilo que nutre nossa alma, nossas emoções e nossos pensamentos, acabamos consumindo o que nos adoece emocional e psicologicamente. Notícias ruins chegam aos montes em qualquer veículo de comunicação, estamos cercadas de problemas e mortes no mundo ou mesmo de pessoas pessimistas, que sempre têm algo ruim a dizer, sempre reclamam. Se permitimos que isso ocorra, podemos ser facilmente contaminadas pelas circunstâncias. Caso você não tenha esse cuidado a respeito das coisas a que assiste, que lê, das conversas que tem com as pessoas, das informações que recebe todos os dias, sua alma adoece. Ou seja, para descobrir sua identidade, é necessário cuidar de tudo aquilo que seus olhos e ouvidos recebem. Isso determinará se seu espírito estará fortalecido. Jesus disse que também se alimentava do que saía da boca de Deus (Mt 4:4). Por mais que estivesse sem alimentar o corpo, não deixou de nutrir o espírito com a Palavra.

Um dos modos de clarear a mente e facilitar a descoberta é ficar a sós, por isso Jesus foi ao deserto. No meio da multidão, podemos ser influenciados, pois temos muitas vozes para ouvir, inclusive a de pessoas que têm uma perspectiva negativa a respeito da vida e de Deus, gente que só consegue ver o mal. Você precisa se distanciar disso para chegar a esse lugar só seu e de Deus.

A revelação de quem você é não pode ser encontrada em mais ninguém além de Deus. Portanto, aprenda a ter tempo a sós com Ele, pare para ouvi-lo, faça da Sua Palavra o seu alimento, aquilo que você deseja e sem o qual não pode mais viver. Nutra seu espírito, e tudo em você será fortalecido.

Lembre-se de que, na criação, Deus caminhava com o homem todos os dias e, por isso, ainda carregamos esta necessidade dentro do nosso ser: se não tivermos um relacionamento com Ele, permaneceremos vazios e sem compreender quem de fato somos. Se você não alimentar seu espírito, se tornará alguém desnutrido, sem forças para viver aquilo que Deus quer fazer em você e através de você.

A verdadeira confiança

"Então o diabo o levou à cidade santa, colocou-o na parte mais alta do templo e lhe disse: 'Se você é o Filho de Deus, jogue-se daqui para baixo. Pois está escrito: Ele dará ordens a seus anjos a seu respeito, e com as mãos eles o segurarão, para que você não tropece em alguma pedra'." (**Mt 4:5-6**)

Nessa passagem, Satanás utiliza outra técnica para questionar a identidade de Jesus como filho de Deus; dessa vez, tenta mostrar que Jesus não tinha segurança nem proteção do Pai. Quantas vezes em nossas vidas, por nos ter faltado segurança e proteção, funções inerentes a um pai, acabamos dando ouvidos às palavras do diabo, sentindo-nos órfãs, com a identidade rasurada. Talvez a marca da sua vida tenha sido o abandono, a falta dessa segurança paterna quando alguém tentou lhe fazer mal. Pode ser que você tenha sido exposta a situações de abuso, violência, humilhação e rejeição que fizeram você se sentir SOZINHA e, por mais que às vezes tivesse pessoas à sua volta, não podia contar para ninguém as terríveis situações que vivia. Quem sabe, como eu, você vive ou viveu um contexto em que nenhum vizinho ou parente sabia das violências sofridas dentro de casa, e os que sabiam decidiram não se envolver e, por consequência, não ajudar.

A solidão é um dos maiores medos que as pessoas enfrentam, o medo de terminar a vida sozinho. Imagine que Jesus se sentiu assim naquele deserto, pois não tinha ninguém ao redor. Em situações parecidas, somos tentadas a duvidar de que Deus está de fato conosco. É como se soubéssemos, mas não conseguíssemos sentir, e isso nos faz duvidar de quem Ele é e de quem somos.

A proposta do Inimigo para nós muitas vezes nos aparece como a necessidade de provar aos outros quem somos – ou queremos ser. É tão pesado viver em função de provar o que queremos que pensem a nosso respeito... Além disso, quando agimos assim, só deixamos claro que ainda não descobrimos quem somos de fato, nosso verdadeiro valor.

Alguém que vive em função de agradar ou prestar contas a respeito de si tem um árduo trabalho, que é totalmente em vão. Porque, se você caminha com pessoas para as quais precisa se provar através de aparência, e não de essência, está com as pessoas erradas. Não só isso, mas também está provando que tem uma péssima imagem de si mesma.

Você não precisa de roupas de grife, relógios ou sapatos caros a fim de provar que é boa o suficiente para estar em determinados lugares. Não precisa disso para mostrar valor, pois o que está dentro de você é muito mais valioso do que essas coisas.

Se aprender a se importar menos com o que os outros pensam a seu respeito, perceberá que as pessoas estavam dando bem menos atenção do que você imagina. Às vezes, simplesmente não estavam prestando atenção nenhuma. No mais, quando descobre seu valor, você passa a caminhar com pessoas que valorizam a sua presença, porque reconhecem o que há aí dentro.

Você não precisa mais viver de aparências, baseando-se na opinião dos outros. Olhe-se no espelho e ame o que está vendo. Se você se amar, se respeitar e se valorizar, as pessoas perceberão isso e passarão a respeitá-la. Jesus não vivia em função do que pensavam a respeito Dele, não se vestia para agradar a ninguém; Ele sabia honrar os protocolos dos ambientes, mas não deixava de ser quem era. Se você aprender a não se deixar afetar pelas críticas, se tornará alguém livre.

Pessoas felizes consigo se tornam seguras e são capazes de transmitir essa frequência por onde passam. Acredite em si mesma, tenha automotivação e motivação do alto. Celebre o que você carrega e quem tem se tornado. Essa autoconfiança não é pecado nem arrogância, é o reconhecimento de que você foi criada por um Deus que põe beleza em tudo que faz.

Assumir o lugar de filha de Deus requer aprender a confiar Nele verdadeiramente, acreditar no que Ele diz sobre você e depositar essa confiança somente Nele. Acredite no que Ele declarou ao seu respeito quando a criou. Ele tem todos os seus dias escritos em um livro, e você escolhe se viverá essa verdade ou se trilhará outro caminho, acreditando no que os outros ou o Inimigo dizem sobre você. Existem muitas vozes no mundo, qual você escolhe ouvir?

"Há, por exemplo, tanta espécie de vozes no mundo, e nenhuma delas é sem significação." (1Cor 14:10 ARC)

"Confia ao Senhor as tuas obras, e teus pensamentos serão estabelecidos." (Pv 16:3 ARC)

"Faze-me ouvir do teu amor leal pela manhã, pois em ti confio. Mostra-me o caminho que devo seguir, pois a ti elevo a minha alma." (Sl 143:8)

"Assim conhecemos o amor que Deus tem por nós e confiamos nesse amor. Deus é amor. Todo aquele que permanece no amor permanece em Deus, e Deus nele." (1Jo 4:16)

Não duvide Dele e da Sua presença.

"Jesus lhe respondeu: 'Também está escrito: Não ponha à prova o Senhor, o seu Deus'." (Mt 4:7)

Quando Jesus responde a Satanás, Ele está se referindo à passagem de Deuteronômio 6:16, em que o povo de Israel estava com sede no deserto, em Massá ou Meribá, e questionou se Deus realmente estava com eles ou não. Um povo que já tinha experimentado tantos milagres, como as dez pragas do Egito e a saída milagrosa passando pelo mar Vermelho com os pés enxutos, já tinha provado o favor e principalmente a presença de Deus em seu meio. Mesmo assim, na primeira oportunidade, colocaram-No à prova.

O povo de Israel tinha uma mentalidade de orfandade e por isso não conseguia se firmar na bondade de Deus. Estava sempre vivendo em um lugar de medo; então, não conseguia se relacionar com Deus como bom pai, se distanciavam, buscavam outros deuses e, muitas vezes, se perdiam.

Veja só, o povo de Israel passou quatrocentos anos no Egito, foi escravizado e assumiu essa identidade com sua forma de pensar, agir e falar. Quando saíram do Egito, em direção ao deserto, não foram transformados da noite para o dia. Passaram anos com a mesma identidade, porque não se achavam merecedores da presença de Deus.

Quando eles estavam em Meribá (Êx 17), sentiam sede e, ao pedirem água para Moisés, questionaram por que Deus os tinha tirado do Egito, se era para que morressem no deserto. Cogitaram a possibilidade de que seria melhor terem ficado lá. Muitas vezes agimos como eles, quando questionamos Deus porque não entendemos os processos pelos quais estamos passando e dizemos que era melhor ter ficado em nosso estado original. Eles tinham saído do deserto para adorar a Deus; mas, diante dos obstáculos, voltavam à posição de servos, revelavam que a essência do seu coração permanecia de escravos. Saíram do Egito, mas o Egito não saiu de seus corações.

Você chegou até aqui nesta jornada e, se tem algo em que precisa se apegar para ir até o fim, é a certeza de quem é em Deus; pois, sem acreditar na sua filiação, você se arriscará nesta caminhada. Diante da primeira tempestade, poderá fazer como o povo de Israel e tentar a Deus, por não acreditar em Seu amor e em Sua provisão.

Eu sei que todo este processo pode ser doloroso, mas, quando você compreender a importância dele, principalmente a de mudar a sua mentalidade, entenderá também que, ao chegar à linha de chegada, é necessário ter bases sólidas e estar fortalecida Nele. Caso contrário, ficará pelo caminho, sem cumprir a corrida.

Não podemos, tampouco, cair no risco de nos sentirmos autossuficientes. Quando estamos relativamente bem e, apesar disso, nos sentimos sozinhas, caímos na armadilha da autossuficiência, que é uma forma de orgulho. Sem Ele, não existe acesso à cura nem à restauração. Só Deus pode nos sustentar quando nossa alma não aguenta mais. Quando a dor toma um grande espaço em nosso coração e em nossa vida, precisamos saber que apenas Ele tem a resposta, apenas Ele tem a cura, apenas Ele nos sustenta.

Por vezes, precisamos ser sustentadas por Ele para permanecer vivas. Na versão da Bíblia *A mensagem*, o Salmo 62 diz: "Ele é um lugar para minha alma respirar".[40] Em meio a tantas lutas, aflições e pressões de todos os lados, existe um lugar onde podemos respirar e encontrar forças para continuar. Vamos vivendo um dia de cada vez, sem perder a esperança de que toda dor vai passar.

Não pegue atalhos

"Depois, o Diabo o levou a um monte muito alto e mostrou-lhe todos os reinos do mundo e o seu esplendor. E lhe disse: 'Tudo isto lhe darei, se você se prostrar e me adorar'." (Mt 4:8-9)

A tentação é sempre um convite para pegar um atalho, um caminho que, na verdade, nos distancia do propósito original de Deus. Satanás ofereceu a Jesus uma glória e um poder que ele "receberia" apenas caso se prostrasse e adorasse ao diabo. Era um convite a encurtar o caminho e não sofrer tudo que estava prestes a viver na cruz; a perder o foco do propósito, pois a crucificação não tratava de Jesus receber todo o poder, mas de reconciliar a humanidade com Deus. Era um convite a um estilo de vida que não era direcionado a Deus.

Não devemos, portanto, cair nessa tentação quando ela nos for ofertada. Para nos descobrirmos e encontrarmos nossa identidade, existem processos e um caminho, o qual passa pelo relacionamento com Deus. Há muitas propostas e "fórmulas mágicas" sendo divulgadas, mas na verdade só tem um caminho que mostrará a você sua verdadeira identidade: a construção e o desenvolvimento do seu relacionamento com Deus. Como já conversamos aqui, somente Aquele que a criou pode dizer quem de fato você é. Tentar encontrar outras rotas, outros caminhos, por parecerem mais fáceis ou menos dolorosos, é enganação.

Construir um relacionamento com Deus requer algumas renúncias: às nossas vontades, às coisas que precisam ser mudadas dentro de nós. Afinal, não apenas recebemos uma nova identidade, mas precisamos abrir mão do que não faz parte dela. Precisamos deixar na cruz nosso "velho homem".

---

[40] PETERSON, E. *op cit.*

"Pois sabemos que o nosso velho homem foi crucificado com ele, para que o corpo do pecado seja destruído, e não mais sejamos escravos do pecado." (**Rm 6:6**)

Muitas vezes, é difícil desistir de coisas erradas que fazemos e com as quais caminhamos por muito tempo, pois até então pensávamos que elas eram nossa identidade, mas o Espírito Santo nos mostra que não são. Uma das coisas que precisei abandonar, por exemplo, foi a CARÊNCIA. Agi em diversos momentos em razão de ter preenchida a carência emocional que eu carregava; isso fazia parte da velha Talita, mas foi extremamente difícil abrir mão dessa carência e de suas raízes, porque era algo que já estava tão impregnado em mim, que parecia fazer parte de quem eu era. A carência que eu sentia fazia com que eu sempre assumisse o papel de vítima. Eu me comportava como uma coitadinha diante de qualquer situação, tinha pena de mim mesma e queria que os outros também tivessem. Agia movida por essa necessidade e acabava sempre frustrada, porque todas as minhas ações em meus relacionamentos me conduziam para, no final, ser uma vítima.

Eu entreguei essa carência e a abandonei em prol de encontrar quem sou de fato. Pois o relacionamento com Deus não é apenas um convite para receber, mas também para entregar. A caminhada com Cristo é repleta de alegrias, porém exige renúncias também.

"Então Jesus disse aos seus discípulos: 'Se alguém quiser acompanhar-me, negue-se a si mesmo, tome a sua cruz e siga-me'." (**Mt 16:24**)

Renúncia significa uma entrega plena para ouvir e seguir a Cristo. Isso exige mudanças e adaptações à nova versão de você mesma. Exige abrir mão de um estilo de vida que não condiz com a identidade nova. Quero que você compreenda que isso não precisa ser um peso, uma obrigação; e sim que, ao entender que esse amor a alcançou, você perceba que vale muito mais a pena caminhar com Ele e seguir a Cristo.

É preciso renunciar ao orgulho, à mentira, ao vitimismo, à carência, à raiva, à sensualidade. Existem mulheres que, por carência, se relacionam com vários homens ou têm um relacionamento sexual logo nos primeiros encontros porque carregam a necessidade de ser amadas e, quando o toque físico é sua linguagem de amor, elas se submetem a qualquer coisa para ter esse vazio preenchido. Por outro lado, há mulheres que, por terem sido rejeitadas e abandonadas, assumem, de modo consciente ou não, um papel de objeto sexual para serem desejadas e depois poderem rejeitar aqueles que a desejam.

A sua identidade como filha de Deus carrega um valor inestimável, e você precisa compreendê-lo e enxergá-lo. Jesus pagou um alto preço para que você tenha uma vida plena e abundante; para que você seja feliz e completa, independentemente das circunstâncias ou do que qualquer pessoa diz a seu respeito. Você sabe quem é, sabe Quem a criou e sabe que carrega um tesouro precioso dentro de si. Tenha plena certeza de que suas características e habilidades fazem parte do que foi projetado por Deus para ser a manifestação Dele aqui na Terra.

Uma vida de adoração a Deus

"Jesus lhe disse: 'Retire-se, Satanás! Pois está escrito: Adore o Senhor, o seu Deus, e só a ele preste culto'. Então o Diabo o deixou, e anjos vieram e o serviram." (Mt 4:10-11)

Estamos acostumadas a associar a palavra "adoração" ao louvor, aos momentos em que cantamos músicas cristãs, mas adoração não é apenas isso. Na maior parte do Novo Testamento, quando vemos a palavra "adoração", ela tem sua raiz na palavra grega *proskuneo*,[41] que, de modo mais amplo, significa "prostrar-se", ou seja, uma rendição completa diante de Deus.

Render-se diante de Deus, em todo esse processo, é a chave que encerra o ciclo da busca por quem realmente somos. É voltar o nosso coração completamente a Ele. "Rendição" é um termo usado em guerras: quando um exército perde a batalha, ele se rende, entrega suas armas e se submete ao total controle daquele que venceu. Em nosso caso, nos submetemos ao

---

[41] MIRANDA, V. A. O papel identitário dos hinos de Apocalipse 4 e 5. **Estudos Bíblicos**, São Paulo, v. 36, n. 141, jan./jun. 2019, p. 114-115. Disponível em: https://revista.abib.org.br/EB/article/download/36/37/60. Acesso em: 7 fev. 2025.

total controle de Deus. Entregamos nossa vida por completo, sem nenhum tipo de reserva, para sermos moldadas por Ele. Desse modo, podemos ir muito além de nossas expectativas, pois o que Ele tem projetado para nós não cabe em nosso entendimento. Nós nos rendemos a Ele, sem lutar mais e sem nos apegarmos à nossa velha versão, caminhando, em vez disso, em direção à nossa verdadeira identidade.

Forjadas na batalha e provadas pelo fogo, passamos por processos e dores que muitos não seriam capazes de suportar. Contudo, você está aqui, está viva, está de pé diante da vida e dos homens, mas prostrada diante de Deus, rendida por completo para ser lapidada por Ele.

> "Então fui à casa do oleiro, e o vi trabalhando com a roda. Mas o vaso de barro que ele estava formando se estragou-se em suas mãos; e ele o refez, moldando outro vaso de acordo com a sua vontade. 'Ó comunidade de Israel, será que não posso eu agir com vocês como fez o oleiro?', pergunta o Senhor. 'Como barro nas mãos do oleiro, assim são vocês nas minhas mãos, ó comunidade de Israel'." (Jr 18:3-4,6)

Gostaria de encerrar este capítulo contando para você a história de uma espada. Um homem, que era artesão e ferreiro, morava em um pequeno vilarejo. Ele era muito habilidoso naquilo que fazia, principalmente quando fabricava espadas.

Certa manhã, começou a fabricar mais uma de suas espadas. Pegou uma barra de ferro que, na mão de qualquer outra pessoa, não serviria para muita coisa, mas nas mãos dele se transformava. Aqueceu-a no fogo a mais de 700 °C, até que se tornasse maleável o bastante para ser dobrada. Depois, colocou-a na prensa, até estar fina o suficiente. Então, pegou o martelo e começou a bater, bater e bater. A cada batida, o metal tomava mais forma, deixando de ser uma simples barra de ferro sem valor e, aos poucos, assemelhando-se mais a uma espada de verdade. Cada martelada a aproximava mais daquilo que realmente seria. Ela passou várias vezes pelo mesmo processo: fogo, prensa, martelo, dores e pancadas; mas o homem sabia que cada um desses passos a transformaria em uma ferramenta poderosa.

Em sua oficina, ele tinha muitos outros utensílios fabricados para diversos fins, todos importantes, mas nenhum tão grandioso como o propósito daquela espada. Quando concluiu o trabalho, depois de limpar e polir a espada, ela estava pronta. Pronta para viver o propósito para o qual fora criada. Cada um dos processos pelos quais fora submetida a tornou única, bela e brilhante, mas, sobretudo, forte e resistente o bastante para não quebrar em meio à batalha. Ela ainda enfrentaria muitos desafios e batalhas pela frente, mas já não era mais apenas uma barra de ferro, era A espada. Seria responsável pela proteção e pelas conquistas que lhe seriam impostas a cada guerra, mas sairia inteira de todas as batalhas, sabendo que nenhuma mudaria quem ela era.

No fundo, hoje você já sabe quem é em Deus.

Filha amada do pai.

"Vejam como é grande o amor que o Pai nos concedeu: que fôssemos chamados filhos de Deus, o que de fato somos! Por isso o mundo não nos conhece, porque não o conheceu." (**1Jo 3:1**)

Escolhida por Ele.

"Porque Deus nos escolheu nele antes da criação do mundo, para sermos santos e irrepreensíveis em sua presença." (**Ef 1:4**)

Perdoada e livre.

"Nele temos a redenção por meio de seu sangue, o perdão dos pecados, de acordo com as riquezas da graça de Deus." (**Ef 1:7**)

Propriedade exclusiva de Deus.

"Vocês, porém, são geração eleita, sacerdócio real, nação santa, povo exclusivo de Deus, para anunciar as grandezas daquele que os chamou das trevas para a sua maravilhosa luz." (**1Pe 2:9**)

Menina dos olhos do Pai.

"Protege-me como à menina dos teus olhos; esconde-me à sombra das tuas asas." (**Sl 17:8**)

Restaurada.

"O Deus de toda a graça, que os chamou para a sua glória eterna em Cristo Jesus, depois de terem sofrido durante pouco de tempo, os restaurará, os confirmará, lhes dará forças e os porá sobre firmes alicerces." (**1Pe 5:10**)

Herdeira.

"Se somos filhos, então somos herdeiros; herdeiros de Deus e coerdeiros com Cristo, se de fato participamos dos seus sofrimentos, para que também participemos da sua glória." (**Rm 8:17**)

Valiosa.

"Se somos filhos, então somos herdeiros; herdeiros de Deus e coerdeiros com Cristo, se de fato participamos dos seus sofrimentos, para que também participemos da sua glória." (**Rm 8:17**)

"Por amor de Sião eu não sossegarei, por amor de Jerusalém não descansarei enquanto a sua justiça não resplandecer como a alvorada, e a sua salvação, como as chamas de uma tocha. As nações verão a sua justiça, e todos os reis, a sua glória; você será chamada por um novo nome que a boca do Senhor lhe dará. Será uma esplêndida coroa na mão do Senhor, um diadema real na mão do seu Deus. Não mais a chamarão abandonada, nem desamparada à sua terra. Você, porém, será chamada Hefizibá, e a sua terra, Beulá, pois o Senhor terá prazer em você, e a sua terra estará casada. Assim como um jovem se casa com sua noiva, os seus filhos se casarão com você; assim como o noivo se regozija por sua noiva, assim o seu Deus se regozija por você." (**Is 62: 1-5**)

Quando a dor toma um grande espaço em nosso coração e em nossa vida, precisamos saber que apenas Ele tem a resposta, apenas Ele tem a cura, apenas Ele nos sustenta.

Quando a alma cansa, Deus sustenta
@talitalvasconcelos

09

Encontrando o propósito

Um dia, ouvi alguém dizer a seguinte frase: "Uma ferida sarada é um ministério aberto". Hoje, faz muito sentido para mim, mas, por algum tempo, foi desafiador compreender isso de fato e alcançar o meu propósito. E é uma conquista muito necessária; afinal, como diz o dito popular, "os dois dias mais importantes da nossa vida são o que nascemos e o que descobrimos o nosso propósito".

No capítulo anterior, falamos sobre a jornada de Jesus e Sua identidade. O mais incrível é que, logo depois de ter vencido a tentação e tido convicção de Sua identidade, Jesus foi servido pelos anjos e começou Seu ministério, Seu chamado, Seu propósito. Afinal, nosso propósito está conectado com quem nos tornamos em Deus. Você, por exemplo, foi forjada para uma batalha específica nesta terra, para combater o bom combate, para manifestar a glória de Deus.

Myles Munroe, em seu livro *A glória de viver*,[42] diz que tudo que Deus criou aponta para a glória Dele quando vive o seu propósito. Um pássaro quando voa manifesta a glória de Deus porque ele foi criado para isso. Um peixe quando nada manifesta a glória de Deus porque foi feito para nadar. Quando você vive seu propósito com todo o potencial, aponta para a glória de Deus nesta terra. Somos obra de Suas mãos, criadas para manifestar o Reino de Deus, somos aqueles que proclamam que o Reino é chegado e, através de nós, obras maiores são feitas.

Mas, afinal, o que é propósito e como compreender a diferença entre propósito, chamado e vocação? Gosto muito da frase do pastor Julio César:

---

[42] MUNROE, M. **A glória de viver**. Belo Horizonte: Bello Editora, 2021.

"Existe diferença entre PROPÓSITO, VOCAÇÃO e CHAMADO. Propósito é aquilo que você nasceu para ser. Chamado é aquilo que Deus a chama e capacita para fazer pelos outros. Vocação é a ferramenta que você vai usar para desempenhar o seu chamado".[43]

Compreender o chamado não é fácil, e vivê-lo também é muitas vezes difícil. Na verdade, a maioria dos homens e das mulheres da Bíblia fugiram de Deus e de seu propósito a princípio, mas, quando perceberam que não tinham a opção de ser feliz em outra rota, que não seriam completos caso não O seguissem, foram impelidos a atender ao chamado de Deus. Eram homens imperfeitos, rejeitados por muitos, porém disseram "sim" e fizeram coisas grandiosas, não porque eram capazes, mas porque eram bons, porque foram COMPLETAMENTE dependentes de Deus.

Assim, primeiro precisamos compreender o que é o chamado. Ele também pode ser referido por "vocação", que tem sua origem no latim *vocare* e significa "chamar", um chamamento.[44] É aquilo para o que Deus o convida a viver. É o projeto feito por Ele para que você desempenhe o porquê, o motivo para o qual nasceu.

> "Tu o fizeste um pouco menor do que os seres celestiais e o coroaste de glória e de honra. Tu o fizeste dominar sobre as obras das tuas mãos; sob os seus pés tudo puseste." (**Sl 8:5-6**)

> "A natureza criada aguarda, com grande expectativa, que os filhos de Deus sejam revelados." (**Rm 8:19**)

Assumir o lugar de filhas de Deus traz o convite e a responsabilidade de manifestar a glória divina na terra, de trazer o céu para a terra e manifestar o Reino de Deus aqui. Assim, por ser a vocação um convite de Deus, ela precisa de uma resposta, a qual você poderá dar em forma de missão.

---

[43] CÉSAR, J. Existe diferença entre PROPÓSITO, VOCAÇÃO e CHAMADO... 16 abr. 2020. X: prjuliocesarof. Disponível em: https://x.com/prjuliocesarof/status/1250910262372315137. Acesso em: 30 jan. 2025.

[44] VOCARE. *In*: GLOSBE. [202-]. Disponível em: https://pt.glosbe.com/la/pt/vocare Acesso em: 7 fev. 2025.

A missão é o seu "sim" para o chamado feito por Deus, é a escolha de viver ou não os dias como Ele escreveu. Podemos, portanto, viver além ou aquém do que Ele nos criou para ser. Sem estarem cientes de tal convite, muitos passam a vida em busca de seu propósito. Mas só em um lugar encontramos a resposta verdadeira: em Deus Pai. Na minha jornada, demorei para conseguir enxergar isso com clareza. Eu queria saber o meu propósito, porém era como se quisesse algo tangível, que pudesse chegar a mim como uma frase. Logo compreendi que ia muito além. A resposta de qual o nosso propósito está em nosso coração. Não se trata de nossa profissão ou de um cargo na igreja, e sim dos porquês que nosso espírito carrega.

Desde muito nova, eu cantava na igreja, mas, apesar de exercer um ministério, sabia que meu propósito ainda não estava ali. Comecei a trabalhar cedo, na empresa da família, e, por incrível que pareça, foi ali o primeiro lugar onde Deus de fato começou a manifestar o propósito para mim. Mas meu trabalho ainda não era o meu propósito em si. Em meio aos processos de descoberta da minha identidade, quando eu tive um encontro profundo com Deus a respeito da Sua paternidade, algo queimava dentro do meu coração: um desejo de contar para todos que eu entendi que Deus era meu Pai e que poderia ser Pai deles também, um Pai muito bom.

Nessa época, eu já era líder de louvor em minha igreja, mas meu coração começou a arder de modo diferente a respeito de espalhar essas boas-novas. Comecei a buscar a Deus como nunca, principalmente pelas madrugadas, e, quando eu lia a Palavra, batia a Bíblia no peito, chorando e pedindo a Deus que a gravasse no meu coração, pois gostaria de entender o que Ele estava dizendo para mim ali. Foram encontros profundos a sós com Deus, só nós e mais ninguém. Ali, Deus começou a despertar em mim um interesse ainda maior pela Palavra e por compartilhar aquilo que Ele tinha me feito conhecer: que Ele pode mudar qualquer história.

Comecei a ter um olhar diferente para as pessoas. Quando via ou ouvia seus problemas, eu começava a compreendê-las a partir de um olhar de amor, percebendo que a raiz era a não compreensão da Paternidade divina. Passei a desenvolver isso no meu local de trabalho. As pessoas chegavam com problemas diversos, fosse de comportamento ou questões pessoais entre colegas de trabalho, e eu percebia o Espírito Santo conduzindo cada

136 Quando a alma cansa, Deus sustenta

conversa e começando a tratar dores profundas. Gosto de dizer que o primeiro lugar onde Deus me ensinou a pastorear foi naquela empresa. Ali, aprendi a cuidar de pessoas, a manifestar o amor de Deus, a servir mesmo quando poderia ser servida, pois esse é um dos maiores ensinamentos de Jesus, e a descoberta de nosso propósito passa por esse aprendizado.

Compreendo hoje, com clareza, que não importa o lugar onde Deus vai me plantar, seja em um ambiente de ministério ou profissional, na minha casa, em meio aos amigos, na minha vizinhança: o meu propósito permanecerá o mesmo. O meio pelo qual o exerço pode ser um hoje e outro amanhã, mas a essência não muda, pois decidi dizer "sim" ao convite de Deus. Nem sempre será fácil e maravilhoso; na verdade, seguir seu propósito requer muitas renúncias e uma entrega profunda – requer abrir mão, por vezes, de suas vontades ou de seu tempo livre. Agora mesmo, por exemplo, eu poderia estar brincando com meus pequenos ou até descansando, mas o senso de propósito que me consome me dá forças para continuar avançando, mesmo quando em certos momentos a vontade é de desistir.

Quando Jesus estava no Getsêmani, disse para o Pai: "Meu Pai, se for possível, afasta de mim este cálice; contudo, não seja como eu quero, mas sim como tu queres" (Mt 26:36). Esse era o clamor de alguém que sabia o sofrimento pelo qual estava prestes a passar, sabia das dores e das humilhações que viveria, apesar de ser rei. Contudo, o senso de propósito o fez renegar o que ia além do momento, das circunstâncias, das dores, da vergonha e da humilhação, porque o chamado não é feito só de flores. Não se trata só de nos sentirmos confortáveis fazendo o que gostamos, mas de oferecer nossa vida a Ele, àquilo para que Ele nos chamou. Olhe Paulo, em nenhum momento ele desistiu do seu chamado, mesmo sendo torturado e preso, porque entendeu o peso da responsabilidade de dizer "sim" à vocação e ao chamado de Deus.

A certeza plena e convicta de que foi Ele quem convocou você para essa missão vai dar-lhe forças para se manter de pé, mesmo nos dias em que quiser cair, forças para permanecer avançando, mesmo nos dias que quiser recuar. É essa certeza que vai fazê-lo abrir a sua boca e declarar que Deus é bom, mesmo nos dias que estiver cheia de problemas e só quiser chorar. A Bíblia está repleta de homens imperfeitos que viveram o plano perfeito de Deus não porque eram bons, mas porque reconheciam quanto eram incapazes de fazer sozinhos o que Deus os convocara para fazer. Eles apenas disseram "sim" e continuaram dizendo "sim" diariamente, até que gastassem todos os seus dias e pudessem dizer o mesmo que Paulo ao fim da vida: "Combati o bom combate, terminei a corrida, guardei a fé" (2Tm 4:7).

Sei que muitas vezes pode ser difícil reconhecer essa voz e ouvir esse chamado; pode ser que existam muitas dúvidas em seu coração. Por isso, neste capítulo quero construir com você uma jornada em direção a suas próprias descobertas com Deus, dando-lhe as ferramentas para que possa avançar na caminhada, sem desistir. O Espírito Santo será seu guia e ajudador em todo o percurso, pois Ele é seu conselheiro e amigo.

Busque até encontrar a resposta, e depois continue buscando

Quando nasci, minha mãe já ia à igreja, e fui criada frequentando-a todos os dias. Mas, quando tive um encontro profundo com Deus, meu coração mudou; eu amava estar com o Pai, caminhar com Ele e agradá-Lo – porém, nessa jornada com Deus, houve um momento em que Ele me convidou para ir além e mergulhar em águas mais profundas.

O capítulo 47 do livro de Ezequiel fala da visão do profeta, que via água saindo do templo e foi guiado por um anjo. No começo, a água batia em seus tornozelos, mas ele andou mais um pouco e ela subiu aos seus joelhos; um pouco mais à frente, batia em sua cintura. Mais um pouco, e as águas eram tão profundas, que não se podia passar andando, era necessário mergulhar. Ir além em águas mais profundas requer esforço, pois estamos fazendo algo diferente daquilo a que estamos acostumadas. Mergulhar é ser intensa e inteira. Quando o fazemos, nenhuma área da nossa vida pode ficar de fora.

O pastor Luciano Subirá, em seu livro *Até que nada mais importe*,[45] fala de uma experiência profunda que teve com Deus e que mudou sua vida por

---

[45] SUBIRÁ, L. **Até que nada mais importe**: como viver longe de um mundo de performances religiosas e mais próximo do que Deus espera de você. São Paulo: Hagnos, 2018.

completo. Ele conta que desde muito novo tinha um relacionamento com Deus e, certa manhã, Deus o confrontou com o seguinte texto:

> "Ai dos que se levantam cedo para embebedar-se, e se esquentam com o vinho até à noite. Harpas e liras, tamborins, flautas e vinho há em suas festas, mas não se importam com os atos do Senhor, nem atentam para obra que as suas mãos realizam." (**Is 5:11-12**)

Ele então compreendeu que a passagem não tratava de bebidas alcoólicas, mas de coisas que tomam o nosso dia e nos afastam do que realmente importa, como prazeres da carne ou mesmo o ativismo ministerial. Entendeu que precisava proceder em sua busca, até que nada mais importasse. O ponto de partida para a mudança que precisamos viver e para encontrar o nosso porquê está em buscar a Deus acima de tudo. Não estou falando de ler algumas páginas de um devocional vinte minutos por dia ou daquela oração que fazemos antes de dormir, muitas vezes já deitadas. Entenda: não estou desvalorizando essas ações, até porque eu também tenho meus dias de cansaço. Digo apenas que a busca por Deus exige muito mais, pois ela depende do que realmente importa em seu coração e do seu desejo de conhecê-Lo cada vez mais, mais e mais.

Você pode continuar da maneira que está, e provavelmente será até feliz, em algum nível. Contudo, não encontrará seu propósito, pois ele só pode ser encontrado em águas profundas e, para chegar lá, é necessário esforço e intencionalidade. Garimpar ouro e encontrar diamantes é para aqueles que vão atrás de fazê-lo, que se arriscam, se esforçam, gastam tempo, gastam a si mesmos na busca.

Não se afaste da tenda

> "O Senhor falava com Moisés face a face, como quem fala com seu amigo. Depois Moisés voltava ao acampamento; mas Josué, filho de Num, que lhe servia como auxiliar, não se afastava da tenda." (**Ex 33:11**)

Quando o povo de Israel estava no deserto, Deus ordenou que construíssem uma tenda, e ali Ele se manifestava a Moisés. Quando a presença de Deus descia sobre a tenda, uma nuvem de glória ficava à sua frente, e todos no acampamento sabiam que Ele estava ali. Enquanto Moisés falava com Deus, cada um ficava diante da própria tenda, adorando à distância. Josué, ajudante de Moisés, decidiu agir de modo diferente. Moisés entrava e saía da tenda, mas Josué permanecia ao lado dela, sem se afastar. O povo temia a presença de Deus e preferia que apenas Moisés falasse diretamente com Ele. Sempre que este entrava na tenda do encontro, a presença de Deus se manifestava, e, ao sair, ele se afastava daquela glória. No entanto, a Bíblia afirma que Josué nunca saía de perto da tenda, permanecendo sempre na presença de Deus. Esta foi a chave para Josué viver algo poderoso: a busca constante por Deus, a proximidade contínua, sem viver apenas de experiências momentâneas, mas construindo um relacionamento sólido.

Apegue-se à Palavra, ame-a com todas as suas forças, tenha em sua rotina diária momentos a sós com Deus, sem distrações e sem celular. Muitas vezes é difícil, porque nossos pensamentos começam a nos levar a outro lugar, e precisamos trazer a consciência de volta, esvaziando-a do que está lá fora e preenchendo-a com a Presença.

Para que você consiga construir um lugar mental a fim de ficar só com o Senhor, separei algumas dicas:

- Estabeleça qual será o melhor momento para estar a sós com Deus todos os dias. Por muito tempo, por exemplo, o meu melhor momento era de madrugada ou bem tarde da noite, depois que todos em casa dormiam. Hoje, meu melhor momento é de manhã, assim que as crianças saem para a escola. Encontre em sua rotina o que se adapta melhor aos seus horários.
- Escolha o lugar mais silencioso possível. Sei que nem sempre é fácil, mas é importante para que você se concentre. Às vezes, meu lugar de oração era o banheiro, pois era o único lugar da casa onde eu podia me esconder.

- Tire de perto tudo que possa distraí-la, principalmente celular. Com o celular por perto, nossa tendência é sempre acessá-lo quando lembramos de algo que precisa ser resolvido.

- Se conseguir, coloque um louvor instrumental para tocar, pois isso pode ajudá-la a se conectar com o momento.

- Leia a Bíblia, adore a Ele, ore, mas também faça silêncio para ouvir a voz do Pai. Muitas vezes, temos o hábito de fazer da oração um monólogo em que apenas falamos e falamos, sem dar espaço para ouvi-Lo.

Deus, quando criou o homem, preparou um lugar, uma atmosfera, e todos os dias passeava com o homem ali no Jardim. Até hoje, nosso espírito anseia por esse encontro diário, anseia por caminhar no jardim da Presença. Não precisamos mais entrar e sair da Presença, como os sacerdotes faziam, porque o véu se rasgou quando Jesus morreu na cruz, dando-nos acesso ao trono, e, por isso, vivemos na Presença, diante Dele, vinte e quatro horas por dia, todos os dias. Apesar disso, precisamos ter tempo de qualidade e de entrega a Ele.

Encontre nesse lugar o refrigério de que você precisa, seja envolvida pelo Seu amor, tenha as suas forças restauradas e, mais que tudo, conheça melhor ao Pai. Desse modo, você também se conhecerá e descobrirá segredos que Ele guarda para lhe revelar à medida que você mergulha em águas mais profundas. Lembre-se de que seu nível de busca determinará o seu nível de Revelação.

"Aproximem-se de Deus, e ele se aproximará de vocês! Pecadores, limpem as mãos, e vocês, que têm a mente dividida, purifiquem o coração." (**Tg 4:8**)

Com Josué, aprendemos que grandes perdas não determinam o fim, mas podem ser o impulso para viver uma nova estação. Quando Josué perde Moisés, que era seu líder, ele vive a dor da perda, mas não fica paralisado nela, e então o seu chamado se manifesta de modo sobrenatural. Igualmente, muitas vezes em nossas vidas existem coisas que precisam morrer para que possamos acessar a próxima estação. Então, o que precisa morrer na sua vida para que você possa acessar esse novo lugar? Pense na caminhada que fizemos até aqui, em nossa jornada de abrir mão do passado para sermos livres e habilitadas a viver o futuro.

> "Meu servo Moisés está morto. Agora, pois, você e todo este povo, preparem-se para atravessar o rio Jordão e entrar na terra que eu estou para dar aos israelitas. Como prometi a Moisés, todo lugar onde puserem os pés eu darei a vocês. Seu território se estenderá do deserto ao Líbano, e do grande rio, o Eufrates, toda a terra dos hititas, até o mar Grande, no oeste. Ninguém conseguirá resistir a você, todos os dias da sua vida. Assim como estive com Moisés, estarei com você; nunca o deixarei, nunca o abandonarei. Seja forte e corajoso, porque você conduzirá esse povo para herdar a terra que prometi sob juramento aos seus antepassados." (**Js 1:2-6**)

Prepare-se para atravessar o rio Jordão, o qual já estava sendo preparado durante toda a sua jornada. Durante todo o processo, Deus está dizendo-lhe que não fique paralisada, lamuriando o que ficou para trás, pois é hora de avançar. Assim como você está renunciando a tudo para viver o seu chamado e propósito, o Senhor a está convidando para avançar e fazer com que outras pessoas avancem junto. Toda a sua jornada a tem preparado para esse propósito. Deus a está chamando a assumir novos territórios e, para isso, você precisa ser forte e corajosa por conta própria, assim como Josué. Afinal, Ele não está oferecendo força e coragem a Josué, tal qual não lhe oferecerá. Como ouvi do bispo Fabrício Miguel em uma pregação, você não deve pedir a Deus o que Ele está pedindo de você. Ele comandou um posicionamento de Josué, assim como lhe dará um comando. Então, não ore pedindo a Deus força e coragem, uma vez que cabe a você assumir essa posição.

A autora Bethany Hicks, em seu livro *Assuma sua missão*,[46] nos convida a assumir, em Deus, esse lugar de mulheres que carregam um chamado, uma missão, que aceitam o convite do Pai e avançam para cumpri-lo. Ao assumirmos isso, chega o tempo de nos movimentarmos e avançarmos em nossa geografia, lado a lado com nossas amigas, nossas famílias, em nossos trabalhos. Diga para si mesma quem você é em Deus e assuma seu lugar no exército Dele.

---

[46] HICKS, B. **Assuma sua missão**. Brasília: Chara, 2019.

Tenha a convicção de que, assim como Ele esteve com Moisés e Josué, estará com você, convidando-a, habilitando-a, capacitando-a e dando-lhe a provisão necessária. Você não estará sozinha nesta jornada, ainda que talvez não tenha pessoas à sua volta, ainda que muitos possam apontar o dedo para você. O chamado muitas vezes requer a renúncia de quem somos, para que possamos assumir a posição de quem Ele quer nos tornar.

Maior é o que serve

"Pois quem é maior: o que está à mesa, ou o que serve? Não é o que está à mesa? Mas eu estou entre vocês como quem serve." (Lc 22:27)

Jesus é o nosso maior exemplo em todos os aspectos, e devemos ser parecidos com Ele em tudo, principalmente no servir. Assim, é necessário que entendamos que nosso propósito não se desenvolve apenas em cima de um altar, mas no nosso dia a dia, na maneira como nos relacionamos com a família, os amigos, os colegas de trabalho, os vizinhos. A maneira como falamos e agimos deve manifestar a natureza de Cristo em nós. Servir é a base de todo propósito, e foi Jesus quem nos ensinou isso. Quando você serve ao próximo, está manifestando o seu propósito na Terra e apontando para a glória de Deus. Talvez o chamado que Deus tenha para sua vida seja de pregar pelas nações ou fazer missões em países distantes, falar para multidões, mas esse propósito só se manifesta à medida que você o constrói nos bastidores.

O chamado dos grandes homens e mulheres de Deus que vemos nos palcos é apenas a ponta do *iceberg* perto do que foi construído no secreto, nos bastidores, quando ninguém estava lá para ver ou aplaudir; porque, enquanto não aprendemos que os aplausos não são a real recompensa, não estamos prontas para recebê-los. Deus pode levantá-la para pregar para multidões, mas, antes, você precisa pregar para uma ou duas pessoas como se fosse para uma multidão.

Servir ao chamado de outros, que é ser suporte para que eles cresçam, muitas vezes trabalhando nos bastidores, pode ser o caminho para seu próprio crescimento, pois quando você planta honra colherá honra, ainda que não seja daqueles a quem você serviu. Em todos estes anos de caminhada, Deus trouxe ao meu coração o amor e a alegria de servir aos meus pastores e bispos, desde as coisas mais simples até missões que exigiam grande confiança, porque entendi desde cedo que o meu chamado passava pela estrada do deles, e que, à medida que eu os servia, Deus estava construindo em mim a melhor versão que eu poderia ser.

Servir não a diminui, e sim a engrandece. Um grande empresário servindo no estacionamento da igreja ou um juiz organizando as cadeiras da igreja, enquanto ninguém está lá para ver e aplaudir, são situações que só quem compreende os padrões do Reino pode experimentar. Além disso, você serve por onde passar, não apenas na igreja, podendo até chegar a ser conhecida como alguém que age como Jesus, pois manifesta sua entrega e seu servir em ações práticas.

No capítulo 13 do livro de João, Jesus sabia que a hora da sua morte já estava perto e, por ser Páscoa, Ele e seus discípulos jantariam. Naquele tempo em que as estradas eram de terra e os sapatos não eram fechados, as pessoas sujavam muito os pés. Antes das refeições, um servo amarrava uma toalha na cintura e lavava os pés de cada um dos senhores à mesa. Naquela noite, Jesus pegou a toalha, amarrou-a na cintura e começou a lavar os pés dos discípulos. Pedro tentou impedi-Lo, mas Jesus lhe disse que, se não permitisse, não teria parte com Ele. Com isso, Pedro lhe pediu que lavasse seu corpo todo.

Desse modo, Jesus nos ensina uma grande expressão do verdadeiro servir. Ele é Deus em forma humana e, mesmo sendo Senhor sobre todas as coisas, escolheu assumir a posição de servo, para nos ensinar que MAIOR É O QUE SERVE, que essa é a lógica do Reino. Servir não a diminui, e sim a engrandece diante de Deus.

O mais interessante é que essa maneira de agir de Jesus não se limitou ao tempo que Ele esteve aqui em forma humana: é também a maneira como Ele vai agir quando voltar, porque SERVIR é a Sua natureza.

"Felizes os servos cujo senhor os encontrar vigiando, quando voltar. Eu lhes afirmo que ele se vestirá para servir, fará que se reclinem à mesa, e virá servi-los." (Lc 12:37)

"Ora, Daniel se destacou tanto entre os supervisores e os sátrapas por suas grandes qualidades, que o rei planejava colocá-lo à frente do governo de todo o império." (**Dn 6:3**)

Daniel era apenas um jovem quando chegou à Babilônia e, naquele lugar, cresceu e se destacou porque tinha um espírito de excelência. Essa já era a sua marca, mesmo antes de se tornar grande. Desde que chegara ao palácio, tudo o que fazia carregava essa grandeza, e isso chamou tanto a atenção do rei, que ele tinha a intenção de lhe dar o governo de todo o reino. Além disso, a entrega que Daniel demonstrou não chamou a atenção apenas de reis e príncipes, mas principalmente do céu.

Não espere ser colocada em grandes posições para ter uma grande entrega. Entregue-se por completo na posição em que a colocarem, pois suas ações não refletirão o cargo que ocupa, mas o que carrega dentro de si. Uma vez que você compreender que não se trata de títulos, mas da confiança que Deus depositou em você, isso chamará a atenção Dele. Afinal, existem pessoas que estão servindo, mas cuja motivação, dentro do coração, não está alinhada ao trono do Pai. Talvez você tenha sonhos profissionais e ministeriais cuja conquista depende de servir com excelência à sua atual liderança, a qual pode ser composta de pessoas difíceis e desafiadoras. Apesar disso, servi-las com amor e excelência vai deixá-la mais próximo do cumprimento total de seu propósito. Então, em vez de reclamar e criticar os outros, comece a orar por eles, comece a fazer a diferença: marque as pessoas assim como fazem aqueles que caminham segundo os padrões de Jesus.

Essa entrega não se resume apenas ao ambiente da igreja, mas está em todas as áreas da sua vida. No trabalho, você precisa ser reconhecida como alguém que carrega excelência, que honra as autoridades, que sabe se relacionar com o próximo. Já em sua casa, aprenda a servir à sua família com amor, pois de nada adianta fazê-lo bem da porta para fora, mas não dentro do próprio lar.

"Tudo o que fizerem, façam de todo o coração, como para o Senhor, e não para os homens, sabendo que receberão do Senhor a recompensa da herança. É a Cristo, o Senhor, que vocês estão servindo." (**Cl 3:23-24**)

Valorize o processo

A história de Davi nos mostra como nosso crescimento é um processo gradual. Ele era apenas um pastor de ovelhas quando Samuel chegou à sua casa e o ungiu, reconhecendo que seria rei de Israel. Contudo, as coisas não mudaram de maneira repentina: Davi continuou como pastor, até que foi chamado para servir ao rei Saul no palácio, tocando sua harpa a fim de acalmá-lo, pois espíritos malignos o atormentavam. Davi aprendeu a servir ao rei naquilo que lhe era necessário, longe da vista de todos.

Então, surgiu uma grande oportunidade quando Davi estava servindo ao seu pai e levando alimento para seus irmãos que estavam na guerra: ele ouviu as afrontas de Golias e perguntou qual seria a recompensa para quem derrubasse o gigante. Davi sabia quem era, sabia a grandeza que carregava e, com a força do Senhor, derrubou o gigante. Isso lhe proporcionou uma mudança de status, fazendo com que deixasse de ser pastor de ovelhas e se tornasse guerreiro. Apesar disso, esse ainda não era seu destino.

Ao se tornar um guerreiro aclamado e celebrado por todo o povo, o que parecia ser uma ascensão rapidamente se tornou um declínio, pois o rei começou a ter raiva de Davi e a persegui-lo, a ponto de Davi precisar fugir para preservar sua vida. Até ali, tudo parecia estar indo muito bem, mas então Davi perdeu tudo que tinha: o cargo, a esposa, a casa. E, nas perdas dele, temos uma grande lição: mesmo sendo perseguido por Saul e sabendo que o rei queria matá-lo, em nenhum momento ele o desonrou. Davi permaneceu fiel ao seu rei até o fim. Compreendeu que a honra não dependia do outro, mas do que ele próprio carregava em si; que o temor ao Senhor não era apenas para os dias bons, mas também para os dias difíceis. Davi teve diversas oportunidades de matar Saul e assumir o trono, mas escolheu honrar sua liderança, por mais que soubesse que Deus não precisava de sua ajuda para fazer o que Ele queria fazer. A honra que Davi plantou sobre Saul pavimentou a estrada da própria grandeza.

O homem segundo o coração de Deus respeitou os processos aos quais foi submetido, e foram eles que o habilitaram e capacitaram para reinar quando chegou a hora. Não tente fugir do processo, pois suas lutas do passado a habilitaram para o presente, e suas lutas do presente estão fortalecendo-a, dando-lhe as ferramentas necessárias para o futuro.

Não tenha pressa ao subir a montanha.
Quem sabe não foi para esse tempo
que você foi chamada?

"Pois, se você ficar calada nesta hora, socorro e livramento surgirão de outra parte para os judeus, mas você e a família de seu pai morrerão. Quem sabe se não foi para um momento como este que você chegou à posição de rainha?" (**Et 4:14**)

Você é a resposta para esse tempo.

Ester era uma jovem judia que morava em Susã, capital do império Persa, onde estava com o povo de Israel, que fora levado ao cativeiro babilônico. Ela era órfã e fora criada pelo primo Mardoqueu. Quando o rei destituiu a rainha Vasti e decidiu fazer uma espécie de concurso de beleza para escolher quem seria a futura rainha, a vida dela mudou completamente. Ester foi, então, levada para o palácio e lá passou doze meses sendo preparada para estar com o rei.

A preparação seguia todo um processo, pois eram seis meses de embelezamento com óleo de mirra e mais seis meses com óleo de bálsamo; ela estava sendo preparada por dentro e por fora para assumir o lugar de rainha. Ao chegar ao palácio, logo caiu nas graças do responsável do harém, porque tinha uma beleza interna que a fazia encontrar o favor das pessoas à sua volta. Isso nos ensina lições importantes sobre desenvolver nosso propósito: precisamos passar pelo tempo de preparo e agir de modo que encontremos o favor das pessoas. Assim, portas serão abertas. Seja alguém que carrega no sorriso e no olhar a expressão do amor de Deus, porque essa característica fará diferença na sua vida e na daqueles que a cercam.

Ester nos ensina princípios poderosos de como nosso posicionamento ativa o propósito que carregamos:

1. Não se trata apenas de você

Ester alcançou o que para muitos era um sonho, com um título altíssimo de nobreza, coroa, joias, roupas finas e riquezas. Não permitiu, porém, que

Encontrando o propósito **147**

nada disso entrasse em seu coração. Estava naquela posição porque o que Deus queria fazer ia muito além de onde ela morava e como vivia. Deus nos posiciona em lugares estratégicos para que, no momento oportuno, o nome Dele seja glorificado através de nós.

Ela se tornou rainha para trazer livramento ao povo de Israel, para que eles não fossem completamente destruídos. Quando Hamã se declarou inimigo dos judeus e fez com que o rei assinasse um decreto a fim de que todos fossem mortos, Ester precisou ter voz e ser um muro forte de defesa do seu povo, o que não era fácil para ela.

As lutas que você vence não precisarão ser batalhadas de novo por seus filhos. As vitórias que você conquista se tornam um legado para as próximas gerações. Viver o seu propósito em plenitude faz com que tudo se vire para Deus e com que Ele alcance sua casa, sua família, sua vizinhança, seus amigos, e até pessoas que talvez você nem conheça. Tudo por causa do seu "sim".

2. Não tenha medo

Quando recebeu a notícia do tio, Ester teve medo e tentou encontrar todos os argumentos para ter a desculpa de não ir até o rei. Teve receio de perder a própria vida, mas não achou em Mardoqueu o apoio para permanecer paralisada; ele a impulsionou para ter coragem e avançar no seu propósito. Ela jejuou, pediu que todo o povo jejuasse por ela e foi diante do rei. Mesmo correndo riscos, não retrocedeu e disse "sim" ao propósito, pois, como diz a Bíblia, "ninguém que põe a mão no arado e olha para trás é apto para o Reino de Deus" (Lc 9:62b).

Em minha jornada como ministra de louvor e pastora, muitas vezes tive medo, mas compreendi bem cedo que eu tinha duas opções: ceder ao medo ou dizer-lhe que ele não me paralisava. Escolhi a segunda; escolhi avançar, mesmo com frio na barriga, mesmo me achando incapaz em vários momentos, mesmo tendo vontade de desistir. Decidi enfrentar o medo de não ser boa o suficiente, do que as pessoas poderiam dizer, de falar algo que não devia. Nenhum desses medos é maior do que a certeza de que a única coisa de que Ele precisa é a nossa disposição em ouvi-Lo e ir adiante.

Talvez você, assim como Ester, esteja diante de desafios que exigirão de você um esforço, como sair da sua zona de conforto e ir em direção ao desconhecido. Se em seu coração existe a convicção do chamado do Pai, avance. O movimento de Ester, sua obediência e sua resposta à necessidade daquele momento, trouxe grande livramento para todo o seu povo. Com sabedoria e graça, ela, com seu primo, encontrou um caminho para a proteção de Israel, e aquilo que era para ser um momento de morte e dor se tornou uma grande festa de celebração pelo livramento que Deus lhes dera. Deus transformou a vergonha em dupla honra.

Ele gera em nós o querer

"Pois é Deus quem efetua em vocês tanto o querer quanto o realizar, de acordo com a boa vontade dele." (**Fp 2:13**)

Primeiro, Deus gera em nós o querer e, então, a realização. Ele começa a gerar em seu coração um desejo e uma inclinação. À medida que você se relaciona com Ele e que O conhece mais, Ele vai a tornando mais parecida com Ele e despertando, no tempo oportuno, o seu chamado.

Por muitos anos, servi no ministério de louvor, pois desde criança eu amava louvar e na minha igreja havia um ministério sólido. Porém, depois que meu terceiro filho nasceu, eu estava no quarto dele amamentando-o, em um dia qualquer e olhei para minha Bíblia em cima de uma mesinha. Naquela hora, algo despertou dentro de mim. Era um momento tão comum... Olhei para aquele livro e meu coração queimou de desejo por aprender mais sobre a Palavra e compartilhá-la. Ali, de maneira simples e inexplicável, Deus gerou em meu coração o querer.

Comecei a ler e estudar intensamente, até então nunca tinha conseguido ler um livro inteiro, sempre parava antes de terminá-lo. Mas eu sentia tamanha queimação dentro de mim, que comecei a devorar livros e me alimentar de todo conteúdo que estava ao meu alcance. Meu desejo era servi--Lo com excelência, mas, sobretudo, conhecê-Lo mais e mais.

Encontrando o propósito **149**

Então, no tempo certo, dei início ao meu processo. Foi necessário um período de preparação, ao qual eu precisava respeitar para ter bases sólidas. Deus começou a me conectar a pessoas que seriam portas e me ensinariam o caminho, pessoas que já tinham trilhado esta jornada e que começaram bem antes de mim, como mentores e pastores. Ainda hoje, permaneço no esforço de aprender com aqueles que estão adiante de mim. O Pai abre as portas e cria caminhos quando estamos prontas; assim, vamos avançando aos poucos na jornada de crescimento, vivendo o propósito cada dia com mais intensidade e intencionalidade.

A sua dor, quando sarada, carrega respostas

Não poderia concluir este capítulo sem reiterar uma das coisas mais importantes a respeito do propósito da sua vida: todas as dores que você carregou, todas as feridas que marcaram sua história, quando saram pelas mãos de Deus, se tornam instrumento de cura para outras pessoas. Não se esqueça de que uma ferida sarada é um ministério aberto. Você é capaz de compreender a dor do outro quando já passou por ela; é capaz de ensinar um caminho quando já o trilhou.

Nos atendimentos que faço às mulheres, sempre encontro um pouco da minha história na história de cada uma delas. Ao escutá-las, consigo compreender a raiz de suas dores, mas, acima disso, consigo compreender as dores em si. Tudo que aprendi na minha jornada de vida, vencendo minhas próprias dificuldades, tornou-se uma ferramenta para ajudá-las. Nas minhas ministrações, quando compartilho minha história, Deus alcança pessoas que passaram por situações parecidas com a minha.

Algum tempo atrás, estive em um presídio feminino, ministrando para as detentas. Antes, fiz a seguinte oração: "Senhor, me faça enxergá-las com Teus olhos, me faça amá-las com o Teu amor". Naquele lugar, comecei a contar meu passado e falei de como Deus pode mudar histórias e circunstâncias. À medida que eu conversava com elas, me dei conta de que, se Deus não tivesse me alcançado, minha história poderia ser muito diferente do que é hoje. Todas aquelas mulheres tinham um passado de dor a respeito da paternidade, com abandono, violência, abusos. O que eu mais desejava era lhes mostrar que, apesar da história dolorosa, podemos ter um futuro completamente diferente quando nos permitimos ser alcançadas pelo amor do Pai. Sem julgamentos e sem acusações, falei-lhes que Deus desejava ter um relacionamento com cada uma delas, e que, caso se arrependessem, Ele poderia mudar suas vidas assim como mudou a minha.

Por isso insisto no ponto de que sua dor, quando sara, se torna cura para outras pessoas. Portanto, não reclame mais do seu passado, mas caminhe em direção à restauração que Deus tem para você. Compreenda que todos os processos que viveu até aqui poderão, se você permitir, ser usados por Deus para mudar a vida de outras pessoas. Tudo depende da maneira como você os vê e do quanto está disposta a buscar em Deus a cura completa.

Seu futuro não é determinado pelo seu passado, mas pelas escolhas que você faz no presente.

10

Uma visão do futuro

Se há alguns anos me dissessem que eu escreveria um livro contando minha história e que tudo que vivi ajudaria outras pessoas a receber cura para suas feridas emocionais, isso me soaria como loucura. Porém, está dentro do esperado de um Deus tão grande, com sonhos que vão além dos nossos. Ele já está no nosso futuro, já preparou tudo e está nos esperando lá.

O bispo J. B. Carvalho tem uma frase que me inspira: "Olhei para meu futuro, gostei do que vi e estou correndo para lá".[47] É algo muito poderoso para alguém que é capaz de ver esse futuro, mas nem todas nós temos tal capacidade de enxergar e, principalmente, de acreditar no que estamos vendo. Essa foi uma das maiores dores que eu carreguei por muitos anos, a inabilidade de enxergar o futuro e, por consequência, de sonhar.

Sonhar sempre foi muito difícil para mim. Como alguém que não tinha nenhuma segurança emocional poderia gerar uma imagem do próprio futuro? Já que meu lema era viver um dia de cada vez, eu não conseguia olhar para os dias porvir. Eu tinha apenas um sonho: me casar. Talvez, fosse até uma forma de fuga, um método para que eu pudesse sair de casa. Contudo, minha vida não poderia se resumir a esse único sonho, por mais belo que fosse. Fui aprendendo, com o tempo e com as forças adquiridas, a sonhar. Hoje enxergo com clareza como é difícil para muitas mulheres que passaram por situações traumáticas na infância terem a confiança de gerar imagens do futuro, sem medo de serem frustradas.

---

[47] CARVALHO, J. B. Profetizando 2013 Olhei para o futuro e gostei do que vi, estou correndo para lá! 3 dez. 2012. X: prjbcarvalho. Disponível em: https://x.com/prjbcarvalho/status/275420528771207169. Acesso em: 30 jan. 2025.

Vencendo o Inimigo

Uma das principais armas de Satanás para nos paralisar é o medo. Sabendo que não é apenas um sentimento, mas um estado de espírito, precisamos nos posicionar em Deus para não sermos dominadas pelo medo do futuro, da frustração, de não dar certo, porque é ele que nos impede de sonhar. Muitas pessoas ficam aprisionadas nesse lugar e, por isso, deixam de viver o projeto de Deus para elas.

A autora Ana Mendez Ferrell, em seu livro *Regiões de cativeiro*,[48] fala sobre prisões emocionais e espirituais em que o Inimigo nos coloca e como elas nos deixam paralisadas no lugar e no tempo da dor. Eu tenho a convicção de que, se você chegou até aqui, é porque Deus já a tirou desse lugar; você já está vivendo o processo de mudança e restauração. Porém, precisa ir além e superar suas expectativas. É necessário aprender a vencer a atmosfera do medo para avançar em direção ao futuro.

"A mão do Senhor estava sobre mim, e por seu Espírito ele me levou a um vale cheio de ossos. Ele me levou de um lado para outro, e pude ver que era enorme o número de ossos no vale, e que os ossos estavam muito secos. Ele me perguntou: 'Filho do homem, esses ossos poderão tornar a viver?'. Eu respondi: 'Ó Soberano Senhor, só tu o sabes'.

Então ele me disse: 'Profetize a esses ossos e diga-lhes: Ossos secos, ouçam a palavra do Senhor! Assim diz o Soberano Senhor a estes ossos: Farei um espírito entrar em vocês, e vocês terão vida. Porei tendões em vocês e farei aparecer carne sobre vocês e os cobrirei com pele; porei um espírito em vocês, e vocês terão vida. Então vocês saberão que eu sou o Senhor'.

E eu profetizei conforme a ordem recebida. E, enquanto profetizava, houve um barulho, um som de chocalho, e os ossos se juntaram, osso com osso. Olhei, e os ossos foram cobertos de tendões e de carne, e depois de pele, mas não havia espírito neles.

---

[48] FERRELL, A. M. **Regiões de cativeiro**. Recife: Geração do Reino, 2019.

A seguir ele me disse: 'Profetize ao espírito; profetize, filho do homem, e diga-lhe: Assim diz o Soberano Senhor: Venha desde os quatro ventos, ó espírito, e sopre dentro desses mortos, para que vivam'.

Profetizei conforme a ordem recebida, e o espírito entrou neles; eles receberam vida e se puseram de pé. Era um exército enorme!" (**Ez 37:1-10**)

Deus deu uma visão ao profeta Ezequiel no período em que Israel estava no cativeiro da Babilônia, onde as perspectivas de futuro não pareciam, aos olhos humanos, as melhores. Contudo, mesmo em meio a tempos improváveis, Deus manifesta seus milagres. Talvez, assim como o povo de Israel, você esteja em um momento em que não consegue gerar uma perspectiva de futuro, não consegue sonhar, por mais que se esforce. Talvez sua fé tenha sido abalada, e você não tenha conseguido, até aqui, acreditar que coisas boas poderiam estar preparadas para você no futuro. Mas elas estão.

O seu futuro precisa ser gerado!

E, para entender como vai funcionar a geração do seu futuro, vamos recapitular os versículos de Ezequiel.

Ponto de partida

"A mão do Senhor estava sobre mim, e por seu Espírito ele me levou a um vale cheio de ossos." (**Ez 37:1**)

A revelação inicial de Ezequiel nos ensina duas coisas importantes: primeiro, que a mão do Senhor está sobre nós. Mesmo nos dias difíceis e em circunstâncias negativas, Ele permanece estendendo Sua mão sobre nossas vidas. Segundo, que somente a partir desse lugar, diante de Deus, em Sua presença, podemos ter uma revelação do futuro e profetizar sobre ela. É uma declaração a respeito da bênção de Deus, mas, principalmente, da Sua presença em nós.

Não adianta profetizarmos a respeito daquilo que queremos ver – se não for a partir desse lugar da presença, são só palavras soltas ao vento. O ponto de partida para trazer à existência o que não existe é estar sob a direção de Deus. Com apenas a nossa força, fica muito mais pesado e muitas vezes impossível ter a mesma perspectiva do Pai para nosso futuro. Portanto, busque em Deus a revelação dos sonhos e dos projetos Dele para você. Ele deseja revelar segredos escondidos em Seu coração a respeito do seu futuro. Os planos de Deus para você são planos poderosos Nele, planos de paz e de esperança. É a partir desse relacionamento com Ele que você poderá conhecer a fundo cada um desses planos, à medida que construir um nível de intimidade com o Pai.

> "'Porque sou eu que conheço os planos que tenho para vocês', diz o Senhor, 'planos de fazê-los prosperar e não de lhes causar dano, planos de dar-lhes esperança e um futuro'." (**Jr 29:11**)

Submeter-se a Ele é a chave para conhecer os planos e vivê-los, pois não adianta apenas conhecer, é necessário prosseguir nesse conhecimento. Esta é uma jornada de obediência que a conduz no caminho do plano perfeito do Pai. Somos muitas vezes tentadas a fazer do nosso jeito, a achar que os planos de construção só passam por nós, mas precisamos nos sujeitar a Deus e nos mover sob a direção Dele.

Na Bíblia, aparecem duas palavras gregas quando se trata da vontade do Pai: *Boulema*, que fala a respeito da vontade absoluta de Deus, aquela que acontecerá, goste você ou não; e *Thelema*, que é a vontade que depende da sua parceria com Deus, ou seja, que vai se manifestando à medida que você se envolve no projeto Dele. Estar sob a mão do Senhor é compreender e submeter-se, é abrir mão de andar no caminho próprio para fazer uma parceria com Ele.

Enxergue pelo Espírito

> "Ele me levou de um lado para outro, e pude ver que era enorme o número de ossos no vale, e que os ossos estavam muito secos." (**Ez 37:2**)

Ezequiel foi levado a um lugar cheio de ossos secos por meio do Espírito de Deus, mas o que parecia um cenário terrível de morte, na verdade, seria o ponto de partida para algo grandioso que Deus queria fazer no meio do povo de Israel. Assim, a visão só é possível por meio do Espírito Santo, pois sem a Sua presença e o Seu olhar você estará presa a uma realidade ruim, de morte. Somente pelo Espírito temos uma visão da realidade do céu sobre a terra. Este é o chamado de Deus para nós: enxergar a realidade a partir de uma perspectiva do céu, e não por uma visão humana.

Todas as vezes que você olhar com as lentes humanas, enxergará o que é ruim e difícil, verá a realidade atual a respeito do problema e do futuro. Saia dessa perspectiva humana e terrena e comece a olhar para seu futuro, para você e para as pessoas à sua volta com a perspectiva do céu. Deus enxerga em cada um de seus filhos as características e qualidades que Ele depositou. Ele não nos vê em nosso atual estágio, mas vê o futuro que está dentro de nós, aquilo que nos tornaremos quando estivermos Nele.

Portanto, para profetizar, primeiro você precisa ter uma VISÃO do seu futuro. Sem a visão, você não sabe para onde está indo, e quem não sabe aonde vai se acomoda em qualquer lugar. O GPS do seu celular, por exemplo, só lhe dá a rota quando você determina o destino. A visão lhe dá a direção. Em Deus, você recebe a revelação da visão, o plano original, o manual. Quando você tem a visão, é capaz de fazer as escolhas certas e se distanciar daquilo que a tira do caminho.

Você precisa fechar os olhos e ser capaz de se imaginar daqui um, cinco, dez anos e assim por diante. Sem esse mapa espiritual e mental, você não conseguirá traçar uma rota para seus sonhos. Deus deseja dar-lhe vislumbres desse futuro que Ele tem preparado, desde que você esteja pronta para receber, porque muitas vezes a revelação do futuro pode paralisá-la. A visão carrega a força necessária para que outras pessoas se conectem a você e a ajudem a construir esse futuro. É a visão que gera os recursos necessários para a conclusão daquilo que Deus quer fazer através de você.

> "Assim a obra do templo de Deus em Jerusalém foi interrompida, e ficou parada até o segundo ano do reinado de Dario, rei da Pérsia." (**Ed 4:24**)

> "Ora, os profetas Ageu e Zacarias, descendente de Ido, profetizaram aos judeus de Judá e de Jerusalém, em nome do Deus de Israel, que estava sobre eles. Então

Zorobabel, filho de Sealtiel, e Jesua, filho de Jozadaque, começaram a reconstruir o templo de Deus em Jerusalém. E os profetas de Deus estavam com eles e os ajudavam. Mas os olhos do seu Deus estavam sobre os líderes dos judeus, e eles não foram impedidos de trabalhar até que um relatório fosse enviado a Dario e dele se recebesse uma ordem oficial a respeito do assunto." (**Ed 5:1-2,5**)

"No primeiro ano do seu reinado o rei Ciro promulgou um decreto acerca do templo de Deus em Jerusalém, nestes termos: 'Que o templo seja reconstruído como local para apresentar sacrifícios, e que se lancem os seus alicerces. Ele terá vinte e sete metros de altura e vinte e sete metros de largura. [...] Não interfiram na obra que se faz nesse templo de Deus. Deixem o governador e os líderes dos judeus reconstruírem este templo de Deus em seu antigo local. Além disso, promulgo o seguinte decreto a respeito do que vocês farão por esses líderes dos judeus na construção deste templo de Deus: As despesas destes homens serão integralmente pagas pela tesouraria do rei, do tributo recebido do território a oeste do Eufrates, para que a obra não pare'." (**Ed 6:3,7-8**)

No livro de Esdras, o povo estava reconstruindo o templo e foi impedido de continuar trabalhando, mas então recebeu as palavras do profeta Ageu e do profeta Zacarias, e essa visão lhe deu o ânimo necessário para reiniciar a obra. Eles avançaram na construção, até serem questionados novamente, mas, impelidos pela revelação, apresentaram sua defesa ao rei Dário, e este não só liberou a construção do templo como também proveu os recursos necessários e os protegeu de toda e qualquer pessoa que tentasse impedi-los.

Uma Palavra, uma visão, os habilitou para aquilo que Deus queria fazer na Terra, no meio do seu povo. Foi a visão que os impulsionou a continuar, mas também que gerou os recursos necessários para a obra. Se você receber a visão de Deus para o seu futuro, será capacitada para chegar até o fim e receberá o apoio necessário, bem como a provisão para a construção da visão. Por isso é tão importante enxergar pelos olhos do Espírito, e não pela visão humana, que é limitada. Outro ensinamento contido nessa Palavra é que a visão só deve ser compartilhada com pessoas certas, e não com todos à sua volta, porque muitos não vão entender, não vão ajudar e ainda vão tentar impedi-la de avançar.

Uma visão do futuro **157**

Confiando em Deus

> "Ele me perguntou: 'Filho do homem, esses ossos poderão tornar a viver?'. Eu respondi: 'Ó Soberano Senhor, só tu o sabes'." (**Ez 37:3**)

Se você estivesse no lugar de Ezequiel, vendo um vale cheio de ossos e morte, e o Senhor lhe perguntasse se aqueles ossos poderiam voltar à vida, o que você responderia?

Olhando para o seu passado e para o seu estado atual, você é capaz de confiar o suficiente em Deus para crer que Ele pode fazer ossos secos terem vida?

A resposta de Ezequiel a Deus é o reflexo de alguém que deposita completamente sua confiança no Pai. Ezequiel carregava fé em Deus para crer que Ele poderia fazer o impossível naquele lugar, assim como você deve carregar.

> "Deus não é homem para que minta, nem filho de homem para que se arrependa. Acaso ele fala, e deixa de agir? Acaso promete, e deixa de cumprir?" (**Nm 23:19**)

Deus é digno de ter a sua confiança. Não duvide dos planos que Ele tem preparado para você, pois Ele não mente e não muda. Ele a ama e não se arrepende em nenhum momento de amá-la. Ele vai cumprir todas as Suas promessas durante sua vida, desde que você se permita ser completamente dependente Dele. Não tente limitar o que Deus pode fazer em você e através de você, não tente colocá-lo em uma caixa ou imaginar que você não é capaz de viver aquilo que Ele tem sonhado para você. O poder de Deus é ilimitado. Por isso, apenas deposite sua confiança Nele, não em si mesma ou nas mentiras que contaram a seu respeito até aqui.

> "Por isso não tema, pois estou com você; não tenha medo, pois sou o seu Deus. Eu o fortalecerei e o ajudarei; Eu o segurarei com a minha mão direita vitoriosa." (**Is 41:10**)

Precisamos adotar os pensamentos de Deus, pois só assim venceremos a batalha que é travada em nossa mente. Se não houver mudança de pensamento, não haverá mudança de circunstância e de realidade.

"Ora, a fé é a certeza daquilo que esperamos e a prova das coisas que não vemos." (**Hb 11:1**)

A fé a faz enxergar aquilo que ainda não existe como se já existisse, ao contrário da esperança, que apenas aguarda que as coisas aconteçam. Enquanto a fé olha para o presente, a esperança olha para o futuro. Foi pela fé que Abraão deixou tudo que tinha e abandonou sua zona de conforto.

"Pela fé, Abraão – e também a própria Sara, apesar de estéril e avançada em idade – recebeu poder para gerar um filho, porque considerou fiel aquele que lhe havia feito a promessa." (**Hb 11:11**)

A fé é o que nos dá poder para gerar o milagre. Profetizar com fé é trazer à existência o que ainda não existe no plano natural, é acreditar que Deus é poderoso, bondoso e fiel o suficiente para cumprir e realizar as promessas. Quando nos movemos pela fé nessa confiança, somos habilitadas para gerar o nosso milagre. Talvez você olhe para o futuro e pense ser impossível viver uma realidade diferente da atual, mas é nesse lugar que sua fé precisa se firmar.

Profetize

"Então ele me disse: 'Profetize a esses ossos e diga-lhes: Ossos secos, ouçam a palavra do Senhor!'." (**Ez 37:4**)

"Profetize a esses ossos", esse foi o comando de Deus para Ezequiel. Profetize sobre toda e qualquer realidade atual, sobre a realidade do céu. Deus nos convida a profetizar sobre os vales de ossos secos da nossa vida, ou seja, não aquilo que estamos vendo pelos olhos naturais, mas aquilo que enxergamos com os olhos da fé.

Profetizar é prever, é declarar o futuro a partir de uma inspiração divina. É, com palavras, proclamar o que está em Seu Espírito. Ezequiel, dirigido pelo Espírito, começou a declarar uma nova realidade sobre aqueles ossos; declarou vida, nervos, carne, pele. No ambiente de morte, declarou vida.

A direção de Deus para nós é declarar vida mesmo em meio a ambientes de dor e morte, mesmo em meio ao vale de ossos sequíssimos. A sua conexão com o Pai celestial a habilita para assumir a posição de alguém que carrega autoridade sobre os lugares e as atmosferas e consegue não ser submetida à atmosfera dos lugares, mas mudá-las, declarando a realidade do céu na terra. Assumir o lugar de filha a posiciona em uma zona de convergência, em que você é habilitada para ser porta-voz do céu a respeito de sua vida, sua família, seu ministério, seu futuro.

Olhe para seu futuro, crie uma rota, estabeleça marcos. Sonhe com Deus e profetize a respeito desses sonhos. Gere, assim como Sara, pela fé, os sonhos de Deus em seu coração e mova-se em direção à realização de cada um deles. Deus está à procura de pessoas com quem Ele possa fazer uma parceria nesta terra, para que o Seu Reino se expanda.

A sua vida dentro do propósito é a materialização daquilo que o Reino de Deus carrega.

Em seu livro *Sonhando com Deus*,[49] o pastor Bill Johnson fala sobre essa parceria poderosa de Deus com aqueles que se tornam Seus amigos. Ele fala que, quando deixamos de ser servos e nos tornamos amigos de Deus, somos promovidos e transformados. Através disso, tudo o que sabemos muda; assim como nossa experiência e nossa função na vida, nossa identidade é transformada. Alteramos nosso foco, não trabalhamos mais POR Sua presença, mas EM Sua presença. Além disso, Johnson fala sobre como a expectativa de Deus é nos envolver em tudo aquilo que Ele está fazendo na Terra.

Para mim, o mais importante, na mensagem deste livro, é a compreensão de que, a partir do momento que nos tornamos amigas de Deus, deixamos de caminhar com Ele apenas como simples conhecidas, pois Ele começa a se revelar a nós e Seus sonhos começam a ser gerados em nosso coração. Quanto mais nosso relacionamento com Ele se aprofunda, mais nos damos conta de que aqueles sonhos que pareciam nossos, na verdade, são os sonhos Dele para nós. À medida que caminhamos com o Pai, ficamos mais parecidas com Ele no agir e no pensar. Essa doce revelação nos faz compreender que existem

---

[49] JOHNSON, B. **Sonhando com Deus**. Brasília: Chara, 2019.

tanto sonhos que já foram gerados quanto os que ainda serão gerados por Ele em nós. Os seus, portanto, não são distintos dos Dele.

Apresente-Lhe os sonhos que você tem, permita que Ele seja autor deles com você. Entregue cada um dos seus sonhos a Ele, e, conforme forem assumindo um novo lugar dentro de você, saberá se Deus está ou não fazendo parte deles. Se você ainda não tem sonhos, apresente isso a Deus e Lhe fale quanto deseja fazer parte do que Ele está fazendo. Diga a Ele quanto você se dispõe a receber esses sonhos e ser uma agente na terra para que eles se tornem realidade.

Seus sonhos não serão apenas sobre você, mas carregarão um propósito além da sua individualidade. Quando comecei a sonhar, fui anotando em um papel. O primeiro deles era ter uma casa grande, porque, apesar de ter só um filho na época, eu queria uma família grande e que ela tivesse espaço. Seis anos depois, muito diferente de como era minha vida no momento em que sonhei com isso pela primeira vez, isso se tornou realidade. Quando meu sonho se concretizou, percebi que não se tratava só de mim, mas de como Deus usaria nossa casa para o que Ele queria fazer na Terra.

Entenda que, muitas vezes, seus sonhos vão beneficiá-la, mas não será o único objetivo. É por meio deles que o Reino será manifestado e alargado.

"E eu profetizei conforme a ordem recebida. E, enquanto profetizava, houve um barulho, um som de chocalho, e os ossos se juntaram, osso com osso." (**Ez 37:7**)

Muitas vezes, diante da nossa realidade, tentamos vencer na força dos argumentos e lutar com armas carnais, como entendimento, argumentos, capacidade financeira, força. Ezequiel, contudo, apenas profetizou a nova realidade e pôde ouvir e ver a profecia tomando forma. Houve barulho porque, quando nos posicionamos para lutar nossas guerras no reino espiritual, quando chamamos à existência a profecia, um grande estrondo acontece no mundo espiritual; faz-se uma reverberação, existe um ressoar daquilo que Deus está fazendo em você. Quando os seus lábios proclamam a vontade de Deus na terra, acontece um chacoalhar de tudo aquilo que estava morto. As coisas começam a tomar seu devido lugar e sua devida forma. A bagunça precisa ceder espaço à organização que Deus começa a fazer no mundo espiritual. Cada coisa fica em seu devido lugar, pronta para assumir a sua posição no novo tempo de Deus, para você.

Isso nos mostra também como a manifestação da visão, do sonho, é processual em nossas vidas. Talvez, se tivéssemos a revelação completa de tudo que viveríamos no futuro, desistiríamos antes de começar. Deus vai nos dando vislumbres dos próximos passos à medida que temos capacidade de suportar aquilo que Ele quer revelar. Ele vai construindo em nós, como fez com os ossos, a estrutura dos sonhos, aquilo que os sustenta. Da mesma forma que fez com a carne, Ele projeta para os sonhos o que lhes dá firmeza e os mantém no lugar. Assim como fez com a pele, dá aos sonhos o que os protege.

> "Nenhuma palavra torpe saia da boca de vocês, mas apenas a que for útil para edificar os outros, conforme a necessidade, para que conceda graça aos que a ouvem." (**Ef 4:29**)

Comece a profetizar hoje mesmo sobre sua casa, sua família, seus filhos, seu casamento, seu trabalho. Profetize sobre tudo aquilo que envolve sua vida, comece a profetizar uma nova realidade a partir da Palavra de Deus. Uma das grandes armas de guerra que temos é a Palavra, então comece a declará-la sobre tudo aquilo que precisa de transformação. Declare-a sobre seu presente e seu futuro. Ao profetizar, você tem o poder de mudar realidades, basta crer.

O sopro do Espírito

> "A seguir ele me disse: 'Profetize ao espírito; profetize, filho do homem, e diga-lhe: 'Assim diz o Soberano Senhor: Venha desde os quatro ventos, ó espírito, e sopre dentro desses mortos, para que vivam'. Profetizei conforme a ordem recebida, e o espírito entrou neles; eles receberam vida e se puseram de pé. Era um exército enorme!" (**Ez 37:9-10**)

Depois de profetizar sobre os ossos, tudo assumiu seu devido lugar, mas ainda não havia espírito neles. Era necessário que houvesse vida para que os ossos se colocassem de pé. Do mesmo modo, isso ocorre conosco: para que os sonhos tenham vida, eles precisam da presença de Deus e de Sua assinatura. Essa expressão de sopro em Ezequiel é *"Ruah"*, que significa ar em movimento ou o poder pelo qual Deus age. Precisamos do Espírito Santo para chegar aonde queremos, mesmo que achemos que somos capazes por conta própria.

> "E conhecer o amor de Cristo que excede todo conhecimento, para que vocês sejam cheios de toda a plenitude de Deus." (**Ef 3:19**)

Na presença de Deus está a plenitude de tudo de que necessitamos para viver. Precisamos ter a capacidade de ouvi-Lo, a perseverança de obedecer-Lhe, a fé para profetizar e a convicção da necessidade que temos de Sua presença. Somente nesse lugar de dependência completa temos a vida abundante e plena oferecida por Deus.

Discernindo os tempos

A persistência é a chave para alcançarmos os sonhos gerados. Em uma maratona, vencem aqueles que são constantemente persistentes, que mantêm o ritmo e a cadência. Na vida, precisamos ter esse mesmo domínio e essa perseverança, pois, quando os temos, mesmo diante de todos os obstáculos, permanecemos caminhando; apesar das lutas e dificuldades, não desistimos.

Existe um tempo da espera, e muitas vezes ficamos tentadas a não acreditar naquilo que pode acontecer, a não acreditar nos sonhos e nas promessas que Deus nos entregou, mas entenda que a espera faz parte do processo de construção da revelação. A ansiedade pode interferir diretamente em sua perspectiva de futuro, porém lembre-se de que é uma jornada que precisa valer a pena. Desfrute-a e não tente queimar as etapas da obra que está sendo levantada.

Uma visão do futuro **163**

Vivemos em uma época em que tudo está na palma de nossas mãos e acontece muito rápido. Muitas vezes, queremos que Deus faça as coisas no nosso tempo, nessa rapidez com a qual estamos acostumadas, mas a Bíblia nos ensina a discernir os tempos e as estações ao, por exemplo, nos contar sobre a tribo de Issacar.

Israel era dividida em doze tribos, e cada uma carregava um dom peculiar, uma característica única. Dentre elas, existia a de Issacar, e o dom que eles carregavam era o de discernir os tempos e saber o que Israel deveria fazer em qualquer circunstância.

> "Da tribo de Issacar, 200 chefes que sabiam como Israel devia agir em qualquer circunstância. Comandavam todos os seus parentes." (**1Cr 12:32**)

Como o sábio Salomão nos disse em Eclesiastes 3:1, "para tudo há uma ocasião, e um tempo para cada propósito debaixo do céu". Seguindo esse princípio, a tribo de Issacar era aquela que sabia discernir o tempo, o que estava acontecendo e o que estava prestes a acontecer. Eles eram capazes de enxergar o futuro e se mover em direção a ele. Tal qual os chefes de Issacar, precisamos ser sensíveis para perceber o que Deus está fazendo e o que fará na próxima estação de nossas vidas, a fim de que possamos nos mover de acordo com a Sua ordem. Precisamos dessa habilidade e discernimento para nos movermos em direção à visão.

> "Ele muda as épocas e as estações; destrona reis e os estabelece. Dá sabedoria aos sábios e conhecimento aos que sabem discernir." (**Dn 2:21**)

As estações da nossa vida são estabelecidas por Ele. Seu futuro está à sua frente e foi projetado e desenhado por Ele. Quando você o enxerga, caminha em direção ao que o Pai está criando para você.

Observe os processos

> "Não estou dizendo isso porque esteja necessitado, pois aprendi a adaptar-me a toda e qualquer circunstância." (**Fp 4:11**)

Se você tentar pular os processos, será quebrada por eles. Em vez de reclamar dos desafios que está enfrentando hoje, tente perceber o que eles estão querendo lhe ensinar. Todo processo traz algo de bom, não são apenas dores e tristezas, e cabe somente a você descobrir isso em cada um. Quando se adapta a qualquer circunstância, fica capacitada para a próxima etapa. Paulo é capaz de ensinar isso aos Filipenses porque é algo que aprendeu; ele não nasceu sabendo. A consciência de que precisamos ser flexíveis nos capacita para isso. Perceba o que a sua estação atual está lhe entregando como fruto; mude seu olhar e, assim, vai descobrir que existem coisas boas ali.

Observe o nível da pressão

> "Não só isso, mas também nos gloriamos nas tribulações, porque sabemos que a tribulação produz perseverança; a perseverança, um caráter aprovado; e o caráter aprovado, esperança." (**Rm 5:3-4**)

Talvez você esteja sendo pressionada, passando por lutas e provações, sendo submetida a desafios enormes que, às vezes, parecem que vão esmagá-la. Contudo, lembre-se de que a azeitona precisa passar pela prensa para produzir o azeite; a uva precisa ser esmagada para produzir o vinho. É depois de submetido à pressão que se tem um subproduto de valor. Assim como na sua vida, a pressão pela qual você passou até aqui é o que está extraindo o melhor que você carrega, e tudo isso aponta para seu futuro. As dores e provações vividas até agora não são desperdiçadas por Deus, pois elas se mostram naquilo que Ele deseja fazer em você e através de você.

O tempo da espera

Existe um tempo certo para que o milagre se manifeste. Jesus nos ensina isso quando Maria o procura nas bodas de Caná. Ele lhe diz: "A minha hora ainda não chegou" (Jo 2:4), mas, algum tempo depois, como nos é contado no capítulo 4 do livro de Lucas, quando Jesus está no templo ensinando,

Ele abre o livro de Isaías, lê a profecia de setecentos anos e declara que é chegado o tempo do cumprimento daquela promessa.

Assim, existe o tempo oportuno da manifestação do seu futuro, das profecias e das promessas de Deus.

Maria, mãe de Jesus, ao observar as coisas que aconteciam com seu filho, guardava aquelas palavras em seu coração. Este é um sábio conselho para nós: guarde em seu coração. Mesmo se as coisas não acontecerem no tempo que você deseja. Só não abra mão dessas palavras; assim, elas permanecerão vivas dentro de você, até chegar o tempo da sua manifestação. Por isso, não permita que a ansiedade tome conta de suas emoções, mas se deixe ser conduzida por Ele e espere Nele.

Não tenha medo do futuro que está sendo preparado para você, não tema ter uma visão ou um sonho que pareça grande demais por achar que não dará conta, que não é capaz. Deus faz as coisas de modo processual e crescente, respeitando seus limites e lhe ensinando a cada passo, a cada estação. Ele lhe dá as ferramentas necessárias para o próximo degrau. Então, não se assuste se a visão parecer grande demais, pois Ele seguirá com você até o fim da jornada.

Apenas sonhe, faça a parte que lhe cabe para tornar realidade, mas deixe que Ele se responsabilize pelos milagres no meio do caminho. Seja simplesmente a filha amada do Pai.

A Terra aguarda ansiosamente a manifestação dos filhos de Deus.

Você é filha amada do Pai, é uma mulher seguindo o coração de Deus, e existem sonhos guardados no coração do Pai para você, os quais se cumprem à medida que você mergulha mais e mais Nele. Seu posicionamento como uma mulher de Deus, uma escolhida, pode mudar toda a trajetória da sua vida. Sonhe, permita-se abrir as asas e partir em direção ao que Ele traz de novo para sua vida.

E não se esqueça: Deus já está no seu futuro.

Exercício: sonhar para viver

Escreva pelo menos um sonho para cada área da sua vida. Se você achar que não tem nenhum específico, ore e peça ajuda ao Espírito Santo para sair desse lugar e avançar na rota do seu futuro.

Comece a sonhar, permita-se ir além.

Espiritual

Familiar

Emocional

Matrimonial

Profissional

Ministerial

Financeira

Grandes perdas não determinam o fim, mas podem ser o impulso para viver uma nova estação.

Quando a alma cansa, Deus sustenta
@talitalvasconcelos

11

Tempo de mudança

Pode ter a certeza de que esta jornada que estamos vivendo está me ensinando e me forjando também. Afinal, o processo de construção deste livro passa pelo processo de construção de quem você e eu estamos nos tornando.

Hoje, quando olho para toda a jornada que vivi, as dores, as lutas, os traumas e as feridas, posso perceber quanto Deus tem usado cada uma delas como um bálsamo de cura para outras mulheres à minha volta. Olho para trás e nenhuma dessas feridas dói mais, porém sei quanto elas ainda doem em tantas mulheres e sei que só em Deus podemos encontrar o alívio, a cura, a vida plena e abundante. Pois, sim, existe vida repleta de felicidade.

Nem nos meus melhores sonhos eu poderia imaginar o que Deus está fazendo na minha vida hoje. Eu era uma menina sofrida, rejeitada e ferida, que carregava um passado pesado, e hoje sou uma esposa feliz, plena no casamento, que não é apenas um matrimônio de aparências, mas de amor e respeito; sou mãe de quatro filhos, saudáveis física e emocionalmente; não somos família de propaganda de margarina, somos família de verdade, com desafios diários, mas firmada em rocha. Minhas emoções, que antes eram caquinhos que não se podiam juntar para fazer algo novo, foram unidas pedacinho a pedacinho pelo Pai, para fazer um novo vaso em honra Dele.

Hoje, aquela menina assustada ajuda outras mulheres a descobrirem o poder da restauração em Deus e lhes dá a oportunidade de ter suas histórias reescritas pelo Pai. A minha jornada de cura se tornou um caminho para que muitas mulheres também sejam livres para viver a plenitude de uma vida digna de uma filha de Deus. Foi uma jornada de muitos desafios e descobertas, em que abri o caminho na mata fechada. Foi preciso coragem e ousadia para desbravar o desconhecido em direção às respostas que só em Deus eu poderia encontrar. E valeu a pena! Valeu a pena cada esforço, cada dor do crescimento. O Pai esteve comigo em cada etapa do caminho, assim como estará com você.

Hoje posso dizer para você que, em Deus, venci a dor do meu passado, recebi a minha identidade e vivo o meu propósito. Ele me deu uma nova vida, a oportunidade de escrever uma nova história em parceria com Ele e o acesso para construir um futuro.

> "Todavia, como está escrito: 'Olho nenhum viu, ouvido nenhum ouviu, mente nenhuma imaginou o que Deus preparou para aqueles que o amam'." (**1Co 2:9**)

Deus mudou a minha história, transformou meu interior, sarou feridas profundas, cicatrizou cada uma delas. No lugar de vergonha e dor, me fez viver dupla porção de honra. Esse Deus que faz novas todas as coisas é a resposta de que você precisa para viver a sua nova história. Existe uma nova versão de você, só precisará encontrá-la em Deus.

"Será que eu mereço?"

Talvez você tenha tido sonhos e, por alguma razão, perdeu por completo a esperança de que eles pudessem se tornar realidade. Pode ser que em algum momento não tenha se sentido merecedora de que seus sonhos se concretizassem. Muitas vezes, a dor de um divórcio, de uma traição, de uma falência, de algo que acontece na vida adulta desencadeia uma série de medos que estavam escondidos no mais profundo da sua alma, e a sensação de incapacidade ou de não merecimento grita dentro de você.

Mas você não deve dar ouvidos a esse grito. Você é capaz e merece. Para ajudá-la a entender isso, quero que conheça a história de uma mulher que achava que não merecia nada do que estava prestes a viver.

O nome dela é Raabe e sua história é narrada no livro de Josué. Ela era uma prostituta que morava em Jericó. Um dia, quando o povo de Israel estava acampado próximo à cidade, Josué mandou dois homens irem espiar a terra. Eles obedeceram e pediram abrigo e esconderijo na casa de Raabe, que os ajudou e declarou quanto ela acreditava naquilo que diziam a respeito do Deus de Israel. Ela teve fé, e isso foi o bastante para sua vida ser transformada. Raabe pediu aos espiões, em troca da ajuda que lhes deu, que a poupassem quando a cidade fosse destruída. Eles, então, pediram que ela amarrasse um cordão vermelho em sua janela.

Esse fio escarlate amarrado em sua janela representava muitas coisas, dentre elas a declaração de sua fé em Deus e sua liberdade para servi-Lo, abrindo mão do passado e dos antigos deuses. Aquele fio era a esperança de uma nova vida sendo gerada, de uma nova história, uma nova oportunidade de reescrever seu passado, de começar tudo novo de uma forma completamente diferente.

Raabe recebeu a oportunidade de viver uma nova história. Foi poupada da destruição de sua cidade e, por causa dela, sua parentela também pôde viver. Ela passou a morar entre os israelitas, ganhou um povo e casou-se com Salmom, com quem teve um filho chamado Boaz. Raabe foi bisavó do rei Davi e estará para sempre na história da humanidade, fazendo parte da genealogia de Jesus, porque aceitou a chance que lhe foi oferecida.

Compreenda algo importante: ela tinha uma história carregada de dores e erros do passado. Não sabemos ao certo por que estava naquela vida, mas sabemos que não era feliz. Para muitos, talvez não fosse digna de fazer parte da história de Jesus, mas isso só nos mostra quanto Deus deseja que passe por nós tudo aquilo que Ele quer fazer na terra. Ele pode mudar qualquer história, não importa quão "pesada"; basta que queiramos também essa mudança. Deus poderia ter escolhido outra mulher "mais pura", com um passado mais bonito, mas escolheu Raabe, para que soubéssemos que Ele não se importa com nosso passado, desde que estejamos dispostas a abrir mão dele para viver um novo futuro.

Já disse isso diversas vezes aqui, mas vou repetir, porque é muito importante que você entenda: seu passado não define seu destino!

Tudo o que você viveu até aqui é a preparação para sua próxima estação. Permita-se sonhar os sonhos de Deus, seja livre do medo, das dúvidas, da rejeição. Solte as amarras que a aprisionavam até aqui, olhe para dentro de si e perceba quem de fato você é. A sua identidade RESTAURADA a habilita para viver seu futuro.

> "Mas agora assim diz o Senhor, aquele que o criou, ó Jacó, aquele que o formou, ó Israel: 'Não tema, pois eu o resgatei; eu o chamei pelo nome; você é meu. Quando você atravessar as águas, eu estarei com você; e, quando você atravessar os rios, eles não o encobrirão. Quando você andar através do fogo, você não se queimará; as chamas não o deixarão em brasas. Pois eu sou o Senhor, o seu Deus, o Santo de Israel, o seu Salvador; dou o Egito como resgate por você, a Etiópia e Sebá em troca de você. Visto que você é precioso e honrado à minha vista, e porque eu o amo, darei homens em seu lugar, e nações em troca de sua vida'." (**Is 43:1-4**)

Deus jamais vai abandoná-la

Você não precisa temer, pois Ele está com você nesta jornada de vida e restauração. Ele está lhe oferecendo um novo nome, uma nova identidade. Você não está mais desamparada, agora tem a quem recorrer e a quem pedir ajuda. Ele apontará para você o novo caminho e a ajuda em meio às decisões mais difíceis que você precisará tomar. Ele a ama e cuida de você, principalmente nos dias em você precisa de um colo. Você tem um Pai, você tem um dono.

Por mais que não tenha sido fácil até aqui e que a jornada à frente seja desafiadora, Ele permanece com você. Não vai embora porque as coisas estão difíceis, não vai embora porque você acha que existe algo melhor lá fora. Não importa a circunstância, Ele permanece com você. Não vai deixá-la nem vai abandoná-la. Ele lhe fará companhia, mesmo nos dias mais sombrios.

O fato de Ele estar com você significa que, mesmo que as águas sejam profundas, você não vai se afogar nelas. O Pai vai ajudá-la a atravessar, Ele não deixará que você fique paralisada e seja submersa. Ele está com você, mesmo se precisar passar pelo fogo, pelo dia da provação, pela dor e aflição. Se isso acontecer, Ele a fará sair do fogo e tornará essa dor um lugar de passagem, não de estadia. Lembre-se de que com Ele as chamas não vão queimá-la, não vão deixar marcas, cicatrizes, sequelas, não vão arder em você.

Tempo de mudança **173**

Ele pagou um alto preço para resgatá-la e para que você fosse livre. O resgate já está pago por Ele e, portanto, você não precisa fazer nada para merecê-lo. Você é amada por Ele porque Ele escolheu amá-la, assim como escolheu amar Davi, por mais que ele fosse imperfeito. Permita-se ser amada e honrada por Ele. Você nunca poderá entender, explicar ou merecer, Ele simplesmente a escolheu.

"Esqueçam o que se foi; não vivam no passado. Vejam, estou fazendo uma coisa nova! Ela já está surgindo! Vocês não o percebem? Até no deserto vou abrir um caminho e riachos no ermo. Os animais do campo me honrarão, os chacais e as corujas, porque fornecerei água no deserto e riachos no ermo, para dar de beber a meu povo, meu escolhido, ao povo que formei para mim mesmo a fim de que proclamasse o meu louvor." (**Is 43:18-21**)

O comando de Deus para você é: não olhe mais para trás. Ele está fazendo algo novo em sua vida, e você precisa se permitir viver o novo e se tornar a sua melhor versão. O passado passou, foi curado e restaurado por Ele. Ele quer fazer brotar fontes e vida em meio a lugares que antes eram de dor e solidão. Ele muda cenários, inclusive o da sua vida. Ninguém pode fazer isso por você, se não Aquele que a criou, porém você precisa dar o acesso para que Ele faça essa transformação e você possa viver sua jornada de restauração. Você pode acreditar naquilo que os outros dizem a seu respeito e naquilo que o Inimigo diz sobre você ou pode acreditar Naquele que a criou e a formou. Você é a imagem e semelhança de Deus; a maior obra feita pela mão de Deus. Você foi criada de um modo assombrosamente maravilhoso. Você carrega o DNA de Deus, bem como carrega dentro de si a semente para seu futuro. Tudo que você precisa está aí, dentro de você.

Há pouco tempo, eu estava conversando com uma pessoa muito especial para mim, que carrega em si algo muito forte e poderoso. É alguém que, quando ora, faz o céu inteiro parar e ouvi-la. Ela teve um passado terrível, passou por uma série de abusos, mas teve sua história reescrita por Deus. Casou-se, formou uma linda família e tem um ministério sólido, mas ainda carregava algumas interrogações, por não se achar merecedora de tudo que vinha vivendo e das promessas que Deus tinha feito. Apesar de sua grandeza, ainda carregava sequelas da orfandade espiritual.

Não é da noite para o dia que tudo muda, não é em um estalar de dedos. Mesmo assim, precisamos, todos os dias, permanecer no caminho e ter a consciência de que Ele é nosso Pai, que Ele nos ama, e que Ele sempre fará pela graça.

Ela não estava conseguindo ainda enxergar a grandeza e a autoridade que carregava. Traz em si o DNA de Deus, mas ainda não tinha se dado conta. E tudo que Deus procura na Terra são pessoas com quem Ele possa contar, em quem Ele possa confiar. Olhar para si pelo espelho do Espírito é ter a revelação de quem Ele é e de quem você é. Todas as vezes que você não se acha capaz de viver essa nova história, está anulando o sacrifício de Jesus.

Então, deixe essas preocupações para lá. Ouça ao Pai e simplesmente VIVA.

Entenda sua metamorfose

O processo da metamorfose começa de maneira despretensiosa. Pense em si como uma lagarta, antes de virar borboleta. Ela pode permanecer nessa fase por até oito meses,[50] tempo durante o qual rasteja, corre perigos. Aposto também que, para ela, parece que todos os dias são iguais. Contudo, esse período não dura para sempre e, para que a lagarta possa passar para o próximo estágio, ela precisa parar e ficar imóvel em seu casulo. Este é o tempo de olhar para dentro de si, analisar o que você viveu até aqui, talvez até o que leu neste livro.

Em meio a esta jornada de autoconhecimento, agora é hora de parar tudo e perceber o que precisa ser alinhado dentro de você. Isso significa que precisa passar pelo processo de amadurecimento, o qual é transitório. Depois disso, chegará o tempo em que a lagarta vai virar borboleta. Ela vai sair do casulo e estará pronta para voar e viver a vida para a qual de fato foi

---

[50] O CICLO da vida das borboletas. **Borboletário de São Paulo**, 19 jan. 2023. Disponível em: https://borboletariodesaopaulo.com.br/o-ciclo-da-vida-das-borboletas. Acesso em: 16 jan. 2025.

criada. É o tempo de cores, de alegria, de conhecer novos lugares e paisagens; tempo do novo, da plenitude, de ser leve, cheirar cada flor e ter novas experiências.

Cabe a você escolher o caminho que seguirá daqui para a frente. Você pode continuar onde está ou avançar em sua jornada de restauração, mudando sua postura, assumindo o controle da sua vida e de suas emoções, tomando para si a identidade que Deus lhe entregou, seu lugar de filha. Você não precisa mais estar no lugar de vítima. Você tem a capacidade de escolher que rumo sua vida vai tomar daqui em diante. O lugar de onde veio não determina quem você é.

Eu mesma tinha tudo para dar errado, mas escolhi vencer em Deus, escolhi caminhar para a história que Ele escreveu para mim. Não foi fácil, mas valeu a pena, e a cada dia a recompensa de viver a nova história é o que me fortalece para continuar. Por isso, afirmo que somos resultados de nossas escolhas.

Se você decidir seguir pelo caminho das mudanças, pelo qual espero que siga, entenda o preço a ser pago por elas: será necessário tomar decisões, mudar pensamentos, comportamentos, hábitos, sua vida.

Mude suas decisões

Encontre um novo padrão, que é determinado pela Palavra. Como conversamos bastante aqui nesta leitura, estabeleça novos padrões de pensamento, identidade, visão. Quando você muda sua forma de pensar, substituindo pensamentos ruins por bons, segundo o padrão de Deus, você começa a encontrar novos caminhos e, assim, novo significado para o passado e nova visão para o futuro.

"Porque, como imagina em sua alma, assim ele é." (**Pv 23:7a ARA**)

Mude seus comportamentos

Você não vai mais se comportar como uma órfã, não vai mais agir segundo a carne, mas segundo o Espírito. Não vai mais se comportar como vítima, mas como líder. Passará a assumir o padrão de comportamento de uma mulher segundo o coração de Deus; será uma verdadeira filhinha do Papai, uma princesa, filha do Rei. Mude sua postura, sua forma de andar, levante sua cabeça, ande como uma princesa, fale como uma, se porte como uma. Entenda: seus comportamentos refletem aquilo que você carrega dentro de si. Comece a expressar quem de fato você é com sua linguagem não verbal. Comporte-se como quem já venceu. Escolha agir como aquela que já se tornou aquilo que Deus a chamou para ser.

Mude seus hábitos

O que vai alimentar sua alma e seu espírito daqui em diante? As suas amizades e os seus relacionamentos no geral alimentam alguma versão de você. Escolha quem serão seus amigos, pois você será o reflexo deles. Avalie seus relacionamentos, quais são aqueles que realmente devem permanecer na sua vida, que a conduzem para a próxima estação, e comece a se desapegar daqueles que a puxam para trás. Lembre-se de que Jesus não pôde fazer milagres em Nazaré porque aqueles que O conheciam como homem não conseguiam enxergá-lo como Deus. Existem pessoas que a conhecem por seu passado e sua dor e querem defini-la por aquilo que você já foi. Ande com quem enxerga em você o ouro que você carrega – são elas que vão conduzi-la à Cafarnaum da sua vida, o lugar onde o propósito se manifesta. Leia os livros certos, escute as músicas que vão trazer a frequência do céu para sua vida e sua casa. Mude até mesmo os ambientes que frequenta, se eles não condisserem com a pessoa que está se tornando.

Abandone os pecados de estimação, abandone os velhos costumes. Sua nova versão é forjada na pureza, suas vestes espirituais estão sendo trocadas, e talvez isso se reflita também nas suas roupas. Mude sua maneira de falar, lembre-se de que seu padrão é o padrão do céu. Então, não cabem mais na sua vida a murmuração e os palavrões. De uma fonte de onde sai água doce não pode sair água amarga. Você não está deixando de ser você, está apenas se superando e encontrando sua melhor versão. Isso tudo vai inspirar outras pessoas que, ao olharem-na, vão desejar ser como você.

Você tem a capacidade de escolher que rumo sua vida vai tomar daqui em diante. O lugar de onde veio não determina quem você é.

Quando a alma cansa, Deus sustenta
@talitalvasconcelos

Mude sua resposta para a vida

Você não chegou aqui por acaso, e Deus a está convidando para esse novo tempo.

> "Mas mantenham a distância de cerca de novecentos metros entre vocês e a arca; não se aproximem! Desse modo saberão que caminho seguir, pois vocês nunca passaram por lá." (Js 3:4)

Deus a está levando a seu novo destino, a um lugar pelo qual você nunca passou antes. Tenha a convicção de que Ele está trilhando este caminho com você. O novo está à sua porta, seu futuro está diante de você. Diga "SIM" e "AMÉM" ao novo de Deus e à vida abundante que Ele preparou para você.

12

Você é o milagre

"Contudo, aos que o receberam, aos que creram em seu nome, deu-lhes o direito de se tornarem filhos de Deus." (**Jo 1:12**)

Caminhe pela fé. Vivemos juntas, até aqui, uma jornada de cura e restauração. Recebemos a paternidade de Deus, permitimos a nós mesmas ser amadas e aceitas por Ele. Entregamos o nosso coração por inteiro, compreendendo que Ele é um bom pai, que Nele encontramos o amor de que precisamos e que preenche o vazio do nosso ser. Não estamos sozinhas, temos alguém que cuida de nós o tempo todo, que nos dá segurança e provisão. Apesar de qualquer coisa que tenhamos vivido no passado, agora temos um Pai.

Passamos por lugares escuros e de difícil acesso, mas permitimos que a luz da verdade inundasse os quartos fechados do nosso coração e mudasse a nossa perspectiva a respeito da vida. Saímos de um lugar sombrio e agora somos livres de toda dor do passado, todo medo, toda insegurança. O passado ficou para trás, e ali depositamos tudo aquilo que, para nós, era um peso e nos impedia de ser livres. Permitimos que o Pai acessasse esse lugar na nossa alma e trouxesse a cura completa de nossas feridas.

Passamos pelo vale do perdão e deixamos ali todas as mágoas e decepções. Compreendemos que aquele que retém o perdão é prisioneiro de si mesmo e dos verdugos. Somos livres e deixamos que o outro também seja, por mais que ele nos tenha ferido e traído. Afinal, não se trata do outro, apenas de nós mesmas. Percebemos que a única pessoa que podia nos tirar desse lugar éramos nós. Aprendemos a olhar com misericórdia, pois nenhum de nós é merecedor do sacrifício de Cristo, mas com ele podemos conceder aos outros o perdão que também nos foi concedido.

Em Deus, tivemos a revelação da nossa verdadeira identidade. Podemos nos olhar no espelho, e não importa nossa estatura, nosso peso, nosso cabelo: hoje podemos celebrar com alegria quem de fato somos. Não somos nosso passado; somos filhas amadas, redimidas, restauradas. Somos mulheres que carregam as marcas do passado, mas que são capazes de não sentir mais dor ao olhar cada uma delas. Pela mão de Cristo, nossas feridas SARARAM. Hoje, não somos os nossos papéis, funções ou títulos: somos simplesmente filhas amadas do Pai. Ninguém de fora pode mudar isso. Somos o que somos, e nenhuma mentira tem poder sobre nós. Fomos desenhadas, projetadas e criadas por Deus. Somos obra-prima da mão do Criador e assumimos isso. Somos filhinhas do Papai.

Em parceria com o Pai

Na jornada que começamos em direção ao propósito de Deus para nós, carregamos muitas perguntas, nem todas tiveram resposta ainda, eu sei. Porém, não se esqueça: Deus vai se revelando para nós a cada dia. À medida que você busca a Deus, você O conhece. Quanto mais você se permite ser moldada por Ele, mais encontra as respostas, e o projeto vai se tornando uma realidade. Nosso propósito se desenvolve na geografia em que Deus nos plantou, e, à medida que nos dedicamos a Ele, ela vai se expandindo, tornando-se cada vez maior e mais clara. O propósito não se trata apenas de ministério, mas daquilo que nos move todos os dias, seja no trabalho, no cuidado com a família, na igreja ou em qualquer outro lugar.

Então, chegamos ao local de partida para nosso futuro. E que futuro poderoso Deus tem preparado para você! Profetizamos e estamos trazendo à existência a realidade do céu para a terra, uma nova perspectiva da vida e de como será o porvir. Aguardamos com expectativa tudo aquilo que temos para viver, na certeza de que Deus já está no nosso futuro. Chegamos a este lugar com um novo olhar e uma nova compreensão: a de que não se trata de nós, mas Dele e do que Ele quer fazer na terra. São novas páginas, prontas para serem escritas em parceria com Deus.

Sonhe alto

Eu quero convidá-la a parar agora e, com os olhos fechados, enxergar o seu futuro. Veja a si mesma daqui a um ano. Quem é você? Como é seu casamento, sua família? Como está sua vida espiritual, ministerial e profissional? Veja a si no futuro, em todas as áreas. Depois, veja a si mesma daqui a cinco anos, e então daqui a dez anos. Gere em seu coração a imagem do seu futuro e lembre-se de que Deus faz mais do que pedimos, pensamos e sonhamos, então não sonhe pequeno, afinal você tem um Deus grande.

Não tenha expectativas baixas a respeito do que Deus pode fazer.

Todo este caminho que percorremos neste tempo de leitura foi uma rota traçada pelo próprio Deus, que me ensinou em cada estação da minha vida. Mesmo em meio a dores, Ele fez brotar uma semente de esperança, gerou em mim uma nova vida, e aqui estão os frutos do que Ele fez nascer. Se houve momentos difíceis na jornada? Sim, com certeza. Momentos em que pensei em desistir? Muitos. Momentos em que tive medo do futuro? Vários. Ele, porém, me ensinou, em meio a tudo isso, a confiar, na certeza de que está cuidando de tudo, de que sempre nos surpreende. Quando depositamos a nossa confiança Nele, somos capazes de nos lançar em direção ao novo, mesmo sem saber exatamente o que nos espera, pois confiar é o respaldo de que precisamos para avançar.

Existe uma vida diferente, plena e abundante, na qual mora a verdadeira felicidade, uma felicidade que ninguém mais pode lhe dar, somente o Pai. É algo que nasce de dentro para fora; quando você é preenchida pelo amor do Pai, tem paz mesmo em meio à tormenta e é feliz independentemente das circunstâncias. Porque a felicidade não é feita só de momentos bons e alegres, ela é a soma de tudo o que sentimos, em um lugar de equilíbrio. E esse lugar é a sua nova atmosfera, sua nova geografia.

A plenitude é fruto de um espírito que está conectado ao Pai e firmado na rocha que é Cristo. Se sua vida espiritual está alinhada, todo o restante começa a encontrar seu lugar de equilíbrio e segurança. Você nasceu para se conectar a Ele e, nesta jornada de crescimento, mudança e transformação, a coisa mais importante é que se conecte a Deus como nunca, que viva e usufrua um novo nível de relacionamento com Ele. O homem nasceu para estar nesse lugar, e, todas as vezes que vivemos distante de Deus, estamos aquém daquilo que poderíamos viver. No Pai estão todas as fontes da vida, e só a partir dessa entrega completa podemos encontrar a plenitude do nosso ser.

Deus vê a beleza em você

Existem algumas coisas a aprender com a história de Moisés, em Êxodo, que fala muito a respeito do que estamos prestes a viver. Houve um tempo, no antigo Egito, em que o faraó percebeu que o povo judeu crescia de maneira assustadora e, para não correr o risco de se tornarem um povo numeroso demais, a ponto de se rebelarem, mandou matar todos os meninos que tinham até 2 anos. Nesse momento, nascia Moisés. Seus pais perceberam que ele tinha algo de diferente, uma beleza que chamava a atenção; na verdade, ele carregava o propósito que mudaria toda a história do seu povo. Então, esconderam-no por três meses, para que ninguém percebesse que havia um bebê naquela casa e, assim, ele não fosse morto.

Como Moisés, você nasceu para algo especial. Você carrega uma marca e pode até ser que muitos não tenham percebido ainda, não tenham lhe dado o valor que você merece, mas o seu Deus a vê. Ele enxerga o propósito e a beleza que há dentro de você. Entenda que isso basta, é o suficiente. Ele está protegendo você, escondendo-a do mal. As dores que você viveu até aqui não a mataram, elas a tornaram uma mulher ainda mais forte do que você pode imaginar. O Pai a gerou, a guardou e a tem forjado até aqui.

Quando Moisés completou 3 meses, seus pais não tinham mais como escondê-lo, e sua mãe tomou a difícil decisão de se separar dele. Contudo,

Deus lhe deu uma estratégia: ela pegou um cesto de junco, passou betume para que não entrasse água ali, forrou para que ficasse confortável e o lançou ao rio, com a esperança de que nenhum animal o comesse e de que o rio não o submergisse.

Ah, aquilo que estava sendo gerado dentro de você não poderia mais ficar escondido. Talvez você tenha passado pela dor da separação ou do abandono, sendo exposta a tantos perigos e tantas injustiças, mas Deus estava lá ao seu lado, assim como a irmã de Moisés acompanhou o cesto à margem do rio. Ele não a deixou morrer e a conduziu ao lugar do seu treinamento.

O cestinho de Moisés acabou chegando ao palácio, e a filha do faraó o encontrou, decidindo adotá-lo como filho. Quem diria que aqueles que declararam a sua morte seriam os mesmos que o adotariam, lhe dariam provisão e, acima de tudo, o ensinariam a pensar como um príncipe, com as lições poderosas que seriam necessárias para que ele liderasse um povo numeroso.

Os anos se passaram, e Moisés, depois de cometer um grande erro ao matar um soldado egípcio, decidiu fugir. Passaram-se quarenta anos de sua fuga, durante os quais ele viveu no deserto, pastoreando as ovelhas de seu sogro. Mais uma vez, estava escondido. Ele não sabia exatamente quem era: um hebreu, criado como egípcio, vivendo como um midianita. Acredito que ele pensava que sua vida se resumiria ao deserto de Midiã e a cuidar de animais. Só que Deus tinha um plano, e tudo aquilo era o treinamento, a forja.

Em um dia comum, como outro qualquer, Deus se apresentou a Moisés, em meio a uma sarça que pegava fogo mas não se consumia. De mesmo modo, Deus está encontrando uma forma de chamar sua atenção para Ele. Enxergue este livro como uma sarça, como aquilo que a fez parar para ouvir o que Ele tem a lhe falar a respeito de quem você é, do seu propósito e de quem você será. Apenas ouça o que Ele está lhe dizendo.

Ali, Deus manifestou o Seu desejo a respeito de Moisés, mas, além disso, a respeito do que passava por Moisés, para alcançar toda uma nação. Deus o chamou para libertar o povo, para que eles pudessem voltar ao lugar que Ele prometeu a Abraão e, acima de tudo, para que o adorassem.

Enxergue sua sarça

Deus está diante de você, falando através da sarça:

Eu sei quem você é, Eu a vejo, Eu a criei para um projeto, para algo que vai além de você, além da sua capacidade. Não arrume mais desculpas, o que Eu quero fazer passa por você, EU A ESCOLHI. Não olhe para as suas limitações, não olhe para o seu passado, não olhe para as circunstâncias. Pare de olhar para o tamanho do seu inimigo e perceba que Eu estou fazendo algo novo em sua vida.

TUDO que você viveu converge aqui, para que sua história tome outra rota. Acabou o tempo de fugir e se esconder do seu propósito. Sou Eu quem vou com você. Eu lhe darei sinais, lhe darei direção, lhe darei respostas, lhe darei provisão. Abra mão das suas feridas, das lepras que podem ainda estar escondidas dentro de você. Você é livre para viver uma nova jornada, você não está mais presa ao lugar da dor. Você poderá voltar ao Egito, mas apenas para libertar o povo, não mais para ser escrava. Avance.

Estou escrevendo uma nova história para você. Seu interior está mudando e, à medida que você muda, sua maneira de enxergar a vida também muda. Seu casamento, seus relacionamentos, seus filhos, sua família, seu trabalho, seu ministério: tudo começa a assumir uma nova forma. A plenitude do viver, do propósito. Quando você encontrar desafios no caminho – e, sim, eles virão –, declare a eles que Eu a enviei. Não tenha medo, nenhuma dor poderá ser maior do que o milagre que Eu estou operando em você.

Ele está cicatrizando feridas, removendo velhos marcos. Ele está transformando ruínas em uma bela construção.

Você não está mais desamparada, rejeitada ou humilhada. O processo vivido até aqui a levou para um novo lugar em Deus e diante de si mesma.

Você não lutará mais as suas guerras com armas carnais, pois tem a consciência das armas espirituais às quais tem acesso.

Você não é mais governada pelas suas emoções, mas pelo Espírito.

Você não é mais dependente do amor ou da aprovação dos outros, mas é plena, inteira, completa no amor do Pai.

Você não é mais movida pela rejeição, pela falta de amor-próprio, pois sabe quem é em Deus. Você caminha e entra nos ambientes na certeza de quem é ali.

Você não se sente menor nem maior do que ninguém, porque aprendeu a amar.

Você está caminhando para o seu melhor tempo até aqui. Simplesmente viva essa cura todos os dias, persevere no caminho proposto por Deus. Você vai transbordar daquilo que carrega. Hoje, eu vivo uma vida de milagres, e você viverá coisas ainda maiores do que eu, creia nisso.

Não desista, não pare, chegou o tempo de avançar, e você sabe que não está sozinha. Nós somos o testemunho vivo de que, mesmo quando a alma se cansa, Deus a sustenta.

Se sua vida espiritual está alinhada, todo o restante começa a encontrar seu lugar de equilíbrio e segurança.

Quando a alma cansa, Deus sustenta
@talitalvasconcelos

Nota final

Se você ainda não recebeu Jesus como seu Senhor e Salvador e deseja hoje mudar de vida e recebê-Lo como seu Pai, quero convidá-la a fazer uma oração comigo.

Jesus, eu Te recebo como meu Senhor e meu salvador. Eu creio no Teu sacrifício na cruz do calvário e creio que, por causa disso, posso ser reconciliada ao Pai. A partir de hoje, não quero mais andar sozinha como alguém que vive na orfandade, mas caminhar com Deus como meu Pai. Perdoa os meus pecados e me ajuda a escrever uma nova história em parceria com o meu Pai celestial.

Eu assumo o lugar de filha amada e estou pronta para viver a minha real identidade e o plano original de Deus para minha vida. Ajuda-me nesta jornada, quero Te conhecer mais. Não quero apenas ouvir falar do Senhor, quero caminhar Contigo.

Agora que fez essa oração, quero encorajá-la a procurar uma igreja próxima a você, caso ainda não frequente alguma. Creio que um novo tempo é chegado em sua vida.

Viva o novo de Deus!

Este livro foi impresso
pela gráfica Assahi em papel
pólen bold 70 g/m²
em abril de 2025.